Stefan Paprotka

Zwangssterilisation bei Lippen-Kiefer-Gaumenspalten

Geschichte
History

Band/Volume 182

LIT

Stefan Paprotka

Zwangssterilisation bei Lippen-Kiefer-Gaumenspalten

Zahnärztliches und kieferchirurgisches Handeln im Nationalsozialismus

LIT

∞

Gedruckt auf alterungsbeständigem Werkdruckpapier entsprechend
ANSI Z3948 DIN ISO 9706

Bibliografische Information der Deutschen Nationalbibliothek
Die Deutsche Nationalbibliothek verzeichnet diese Publikation in der Deutschen Nationalbibliografie; detaillierte bibliografische Daten sind im Internet über http://dnb.dnb.de abrufbar.

ISBN 978-3-643-25017-9 (br.)
ISBN 978-3-643-45017-3 (PDF)
Zugl.: Berlin, Univ., Diss., 2017

Verlagskontakt:
Fresnostr. 2 D-48159 Münster
Tel. +49 (0) 2 51-62 03 20
E-Mail: lit@lit-verlag.de https://www.lit-verlag.de

Auslieferung:
Deutschland: LIT Verlag, Fresnostr. 2, D-48159 Münster
Tel. +49 (0) 2 51-620 32 22, E-Mail: vertrieb@lit-verlag.de

Dieses Buch ist meinem Ehemann
Porntep Jongdu

und

meiner viel zu früh
verstorbenen Kollegin und Freundin
Gisela Knocke
(1957 – 2020)
gewidmet

Abkürzungen

BArch	Bundesarchiv
DGMKG	Deutsche Gesellschaft für Mund-, Kiefer- und Gesichtschirurgie
GVeN	Gesetz zur Verhütung erbkranken Nachwuchses
ICD	International Statistical Classification of Diseases and Related Health Problems
NSV	Nationalsozialistische Volksfürsorge
RGBl	Deutsches Reichsgesetzblatt
WHO	World Health Organisation

Editorische Notiz

Um den Charakter meiner Dissertation aus dem Jahr 2017 nicht gänzlich aufzuheben oder gar zu verfälschen, habe ich mich entschlossen die Recherchen und Forschungsergebnisse aus der Arbeit in die nun hier vorliegende Buchausgabe zu übernehmen. Nur in drei Punkten soll es an dieser Stelle eine Ergänzung bzw. einen Hinweis auf ein aktuelleres Forschungsergebnis geben. Die aktuelle Forschungslage hinsichtlich der Erforschung einer vererbten Disposition zum Entstehen von Kiefer-Lippen-Gaumenspalten hat weitere Fortschritte gemacht. Federführend ist hier nach wie vor die Universität Bonn mit ihren Mitarbeitern Dr. Kerstin Ludewig und Dr. Julia Wellenbad vom Institut für Humangenetik des Universitätsklinikums Bonn. Auf die Ergebnisse im Einzelnen an dieser Stelle einzugehen, würde den Rahmen der editorischen Notiz sprengen. Daher verweise ich den Leser auf die Publikation „Integrative approaches generate insights into the architecture of non-Syndrom in cleft lip with or without cleft palate. (https:/doi.org/10.1016/j.xhgg.2021.100038), in der die Ergebnisse vorgestellt wurden.

Hinweisen möchte ich aber an dieser Stelle auch darauf, dass sich ich im Kapitel 3 meines Textes (Lehrmeinungen der deutschen Chirurgie zur Lippen-Kiefer-Gaumenspalte) eine veränderte Sichtweise gegenüber dem im Text erwähnten Chirurgen Georg Axhausen ergeben hat. Nach einem Hinweis von D. Groß (Uni Aachen) habe ich bei einer neuerlichen Recherche Hinweise und Belege gefunden, dass sich auch Georg Axhausen im Falle der doppelseitigen LKG-Spalte die Ideologie der Gesetzesgeber (gemeint ist das „Gesetz zur Verhinderung erbkranken Nachwuchses") zu eigen gemacht hat. Was offenbart, dass er sich nicht gänzlich der Gesetzgebung mit deren Konsequenzen in der Umsetzung verweigert hat. Axhausen galt bisher als „ein Fels in der Brandung" bei der inkonsequenten Umsetzung des Gesetzes und dessen Anwendung durch die deutsche Kieferchirurgie. Diese bisherige Beurteilung seiner Person bedarf nun einer Änderung.

Eine weitere Aktualisierung besteht darin, dass ich noch einen Fall einer einseitig operierten Lippen-Kiefer-Gaumenspalte an der Kieferklinik der Charité (Leiter Prof. Georg Axhausen!) in die Arbeit habe aufnehmen können, der die „von oben" angeordnete Klinikumgangsweise mit den „frisch" operierten Kindern dokumentarisch aufzeigt (Kapitel 3 Lehrmeinungen der deutschen Chirurgie zur Lippen-Kiefer-Gaumenspalte). Hierbei handelt es sich um eine Zeitzeugenaussage meines Patienten Georg K. geb. 1939, der, davon ist auszugehen, sich im Alter von sechzehn Jahren als Symptomträger der Zwangssterilisation hätte unterwerfen müssen.

Zu guter Letzt soll sollte noch erwähnt werden, dass mich nur der reine Zufall zu der angefügten Akte des Erbgesundheitsgerichtes Zwickau geführt hat, so wie zu der Patientin, die mir bis zu ihrem unerwarteten Besuch in meiner Sprechstunde unbekannt war und die mir dann von ihrer Operation durch Professor Rosenthal und ihrem Leidensweg erzählte. Ich erinnere mich auch noch gut an die Zeit des bangen Wartens auf die Antwort meiner Anfrage beim Sächsischen Staatsarchives, das mir eigentlich keine Hoffnung auf eine positive Antwort gemacht hatte. Die Akte Zimmermann war die einzig vollständig erhaltene Akte des Erbgesundheitsgerichtes Zwickau im Sächsischen Staatsarchiv, Staatsarchiv Chemnitz.

Dr. Stefan Paprotka

Berlin im August 2021

Einleitung

„Nationalsozialismus ist politisch angewandte Biologie!“[1]

Thematische Einführung

Zu Beginn der 1930er-Jahre war unter Psychiatern[2] und Erbforschern die Frage zu Umfang und Form einer vorzunehmenden Sterilisierung strittig. Die Unfruchtbarmachung nach dem am 1. Januar 1934 in Kraft getretenen „Gesetz zur Verhütung erbkranken Nachwuchses“ wurde von Medizinern und Juristen nicht abgelehnt.

Das Gesetz entsprach inhaltlich den Vorstellungen der Nationalsozialisten zum Gesundheitswesen und ihrer Volkspflege. Darin verwirklichte sich letztlich nicht nur die rassenideologische Radikalität der NSDAP, sondern auch der unumstößliche Standpunkt, eine gesetzliche Regelung der Sterilisierung müsse auch die Frage der Anwendung von Zwang einschließen. In der Sterilisierung selbst sah man eine prophylaktische Maßnahme, um die Kosten für die Anstaltsunterbringung und Versorgung von Erbkranken nicht noch stärker anwachsen zu lassen.

Gleichzeitig wurde konsequente rassenhygienische Aufklärung propagiert, um sich die Unterstützung der Bevölkerung zu sichern. So sollte das Bild von der unfruchtbar gemachten Person, die in ihrem körperlichen und geistigen Befinden nicht beeinträchtigt war, aufrechterhalten werden. Die Betroffenen wurden dennoch als „erbuntüchtig“ hingestellt.[3]

---

1 Hans Schemm (1891–1935), Gründer und Reichswalter des NS-Lehrerbundes.

2 Aus Gründen der leichteren Lesbarkeit wird in der vorliegenden Arbeit die gewohnte männliche Sprachform bei personenbezogenen Substantiven und Pronomen verwendet. Dies impliziert ausdrücklich keine Benachteiligung des weiblichen Geschlechts, sondern soll im Sinne der sprachlichen Vereinfachung als geschlechtsneutral zu verstehen sein.

3 Hans Luxenburger (1894–1976), Psychiater. Zitiert aus seinem Artikel „Definition einiger erbbiologischer Begriffe“. In: Medizinische Welt 13, Heft 12 (1939), S. 437. Luxenburger schlägt in diesem Beitrag vor, nur von „erbuntüchtigen, erbbiologisch unbedenklichen und von erbtüchtigen Menschen“ zu sprechen.

Wie man heute weiß, war diese Stigmatisierung falsch. Sie erwies sich auch als fataler Trugschluss, wenn man mit Überlebenden dieser menschenverachtenden Medizin spricht. Auch die vielen Betroffenen, die diese Eingriffe nicht überlebten, zeigen ein anderes Bild. Sie alle waren – und sind es auch im Nachhinein – Opfer einer rein biologistischen Denkhaltung vieler Mediziner dieser Zeit.

Die rigorose, mittels Zwang gegenüber den Betroffenen durchgesetzte Sterilisierungspraxis ist dem faschistischen Herrschaftssystem gelungen. Die Vertreter der Medizin spielten bei diesem in seiner Radikalität immer weiter zunehmenden Prozess eine fördernde und aktive Rolle. Leonardo Conti, der spätere Reichsärzteführer und Amtsnachfolger Gerhard Wagners als Reichsgesundheitsführer, wies die deutsche Ärzteschaft schon 1933 auf ihre „Ehrenpflicht" hin, sich dem nationalsozialistischen Staat in jeglicher Hinsicht anzupassen und bei den Notwendigkeiten der Medizin der nationalen Entwicklung Rechnung zu tragen.[4]

Die gesetzlich verankerte Sterilisierungspraxis im Nationalsozialismus, die in einer Vielzahl von Fällen gravierend in das Leben von Familien eingriff – basierend nur auf wissenschaftlich höchst vagen und ideologisch gefärbten Theorien und Leitsätzen –, wurde von folgsamen Ärztinnen und Ärzten im Deutschen Reich konsequent durchgesetzt. Damit übernahmen deutsche Chirurgen nicht nur die Verantwortung, sie mussten im Krieg auch eine sogenannte Ehrenerklärung abgeben, in der sie sich rückhaltlos zum nationalsozialistischen Staat und seiner Staatsauffassung bekannten.

Eine systemkonforme Ausrichtung der national-konservativen Medizin in Forschung, Lehre und Praxis im „nationalsozialistischen Sinne" nahm von Beginn an bei den Parteiideologen einen hohen Stellenwert ein. Gegen die klug gesteuerte Indoktrination der Ärzteschaft wurde kein Widerstand geduldet. Die Verantwortung für einen a priori als sehr „unärztlich" zu bezeichnenden Gehorsam aufseiten der Ärzteschaft bleibt bis zum heutigen Tage bestehen.

---

[4] Leonardo Conti (1900–1945), Reichsgesundheitsführer und Reichsärzteführer der NSDAP. Hier noch in seiner Eigenschaft als Staatskommissar z. b. V. für Gesundheitswesen im Preußischen Innenministerium.

Dieses Buch ist meinem Ehemann
Porntep Jongdu

und

meiner viel zu früh
verstorbenen Kollegin und Freundin
Gisela Knocke
(1957 – 2020)
gewidmet

die „von oben" angeordnete Klinikumgangsweise mit den „frisch" operierten Kindern dokumentarisch aufzeigt (Kapitel 3 Lehrmeinungen der deutschen Chirurgie zur Lippen-Kiefer-Gaumenspalte). Hierbei handelt es sich um eine Zeitzeugenaussage meines Patienten Georg K. geb. 1939, der, davon ist auszugehen, sich im Alter von sechzehn Jahren als Symptomträger der Zwangssterilisation hätte unterwerfen müssen.

Zu guter Letzt soll sollte noch erwähnt werden, dass mich nur der reine Zufall zu der angefügten Akte des Erbgesundheitsgerichtes Zwickau geführt hat, so wie zu der Patientin, die mir bis zu ihrem unerwarteten Besuch in meiner Sprechstunde unbekannt war und die mir dann von ihrer Operation durch Professor Rosenthal und ihrem Leidensweg erzählte. Ich erinnere mich auch noch gut an die Zeit des bangen Wartens auf die Antwort meiner Anfrage beim Sächsischen Staatsarchives, das mir eigentlich keine Hoffnung auf eine positive Antwort gemacht hatte. Die Akte Zimmermann war die einzig vollständig erhaltene Akte des Erbgesundheitsgerichtes Zwickau im Sächsischen Staatsarchiv, Staatsarchiv Chemnitz.

Dr. Stefan Paprotka

Berlin im August 2021

Editorische Notiz

Um den Charakter meiner Dissertation aus dem Jahr 2017 nicht gänzlich aufzuheben oder gar zu verfälschen, habe ich mich entschlossen die Recherchen und Forschungsergebnisse aus der Arbeit in die nun hier vorliegende Buchausgabe zu übernehmen. Nur in drei Punkten soll es an dieser Stelle eine Ergänzung bzw. einen Hinweis auf ein aktuelleres Forschungsergebnis geben. Die aktuelle Forschungslage hinsichtlich der Erforschung einer vererbten Disposition zum Entstehen von Kiefer-Lippen-Gaumenspalten hat weitere Fortschritte gemacht. Federführend ist hier nach wie vor die Universität Bonn mit ihren Mitarbeitern Dr. Kerstin Ludewig und Dr. Julia Wellenbad vom Institut für Humangenetik des Universitätsklinikums Bonn. Auf die Ergebnisse im Einzelnen an dieser Stelle einzugehen, würde den Rahmen der editorischen Notiz sprengen. Daher verweise ich den Leser auf die Publikation „Integrative approaches generate insights into the architecture of non-Syndrom in cleft lip with or without cleft palate. (https:/doi.org/10.1016/j.xhgg.2021.100038), in der die Ergebnisse vorgestellt wurden.

Hinweisen möchte ich aber an dieser Stelle auch darauf, dass sich ich im Kapitel 3 meines Textes (Lehrmeinungen der deutschen Chirurgie zur Lippen-Kiefer-Gaumenspalte) eine veränderte Sichtweise gegenüber dem im Text erwähnten Chirurgen Georg Axhausen ergeben hat. Nach einem Hinweis von D. Groß (Uni Aachen) habe ich bei einer neuerlichen Recherche Hinweise und Belege gefunden, dass sich auch Georg Axhausen im Falle der doppelseitigen LKG-Spalte die Ideologie der Gesetzesgeber (gemeint ist das „Gesetz zur Verhinderung erbkranken Nachwuchses“) zu eigen gemacht hat. Was offenbart, dass er sich nicht gänzlich der Gesetzgebung mit deren Konsequenzen in der Umsetzung verweigert hat. Axhausen galt bisher als „ein Fels in der Brandung“ bei der inkonsequenten Umsetzung des Gesetzes und dessen Anwendung durch die deutsche Kieferchirurgie. Diese bisherige Beurteilung seiner Person bedarf nun einer Änderung.

Eine weitere Aktualisierung besteht darin, dass ich noch einen Fall einer einseitig operierten Lippen-Kiefer-Gaumenspalte an der Kieferklinik der Charité (Leiter Prof. Georg Axhausen!) in die Arbeit habe aufnehmen können, der

Abkürzungen

BArch	Bundesarchiv
DGMKG	Deutsche Gesellschaft für Mund-, Kiefer- und Gesichtschirurgie
GVeN	Gesetz zur Verhütung erbkranken Nachwuchses
ICD	International Statistical Classification of Diseases and Related Health Problems
NSV	Nationalsozialistische Volksfürsorge
RGBl	Deutsches Reichsgesetzblatt
WHO	World Health Organisation

Inhalt

Einleitung

„Nationalsozialismus ist politisch angewandte Biologie!"[1]

Thematische Einführung

Zu Beginn der 1930er-Jahre war unter Psychiatern[2] und Erbforschern die Frage zu Umfang und Form einer vorzunehmenden Sterilisierung strittig. Die Unfruchtbarmachung nach dem am 1. Januar 1934 in Kraft getretenen „Gesetz zur Verhütung erbkranken Nachwuchses" wurde von Medizinern und Juristen nicht abgelehnt.

Das Gesetz entsprach inhaltlich den Vorstellungen der Nationalsozialisten zum Gesundheitswesen und ihrer Volkspflege. Darin verwirklichte sich letztlich nicht nur die rassenideologische Radikalität der NSDAP, sondern auch der unumstößliche Standpunkt, eine gesetzliche Regelung der Sterilisierung müsse auch die Frage der Anwendung von Zwang einschließen. In der Sterilisierung selbst sah man eine prophylaktische Maßnahme, um die Kosten für die Anstaltsunterbringung und Versorgung von Erbkranken nicht noch stärker anwachsen zu lassen.

Gleichzeitig wurde konsequente rassenhygienische Aufklärung propagiert, um sich die Unterstützung der Bevölkerung zu sichern. So sollte das Bild von der unfruchtbar gemachten Person, die in ihrem körperlichen und geistigen Befinden nicht beeinträchtigt war, aufrechterhalten werden. Die Betroffenen wurden dennoch als „erbuntüchtig" hingestellt.[3]

---

1 Hans Schemm (1891–1935), Gründer und Reichswalter des NS-Lehrerbundes.

2 Aus Gründen der leichteren Lesbarkeit wird in der vorliegenden Arbeit die gewohnte männliche Sprachform bei personenbezogenen Substantiven und Pronomen verwendet. Dies impliziert ausdrücklich keine Benachteiligung des weiblichen Geschlechts, sondern soll im Sinne der sprachlichen Vereinfachung als geschlechtsneutral zu verstehen sein.

3 Hans Luxenburger (1894–1976), Psychiater. Zitiert aus seinem Artikel „Definition einiger erbbiologischer Begriffe". In: Medizinische Welt 13, Heft 12 (1939), S. 437. Luxenburger schlägt in diesem Beitrag vor, nur von „erbuntüchtigen, erbbiologisch unbedenklichen und von erbtüchtigen Menschen" zu sprechen.

Wie man heute weiß, war diese Stigmatisierung falsch. Sie erwies sich auch als fataler Trugschluss, wenn man mit Überlebenden dieser menschenverachtenden Medizin spricht. Auch die vielen Betroffenen, die diese Eingriffe nicht überlebten, zeigen ein anderes Bild. Sie alle waren – und sind es auch im Nachhinein – Opfer einer rein biologistischen Denkhaltung vieler Mediziner dieser Zeit.

Die rigorose, mittels Zwang gegenüber den Betroffenen durchgesetzte Sterilisierungspraxis ist dem faschistischen Herrschaftssystem gelungen. Die Vertreter der Medizin spielten bei diesem in seiner Radikalität immer weiter zunehmenden Prozess eine fördernde und aktive Rolle. Leonardo Conti, der spätere Reichsärzteführer und Amtsnachfolger Gerhard Wagners als Reichsgesundheitsführer, wies die deutsche Ärzteschaft schon 1933 auf ihre „Ehrenpflicht" hin, sich dem nationalsozialistischen Staat in jeglicher Hinsicht anzupassen und bei den Notwendigkeiten der Medizin der nationalen Entwicklung Rechnung zu tragen.[4]

Die gesetzlich verankerte Sterilisierungspraxis im Nationalsozialismus, die in einer Vielzahl von Fällen gravierend in das Leben von Familien eingriff – basierend nur auf wissenschaftlich höchst vagen und ideologisch gefärbten Theorien und Leitsätzen –, wurde von folgsamen Ärztinnen und Ärzten im Deutschen Reich konsequent durchgesetzt. Damit übernahmen deutsche Chirurgen nicht nur die Verantwortung, sie mussten im Krieg auch eine sogenannte Ehrenerklärung abgeben, in der sie sich rückhaltlos zum nationalsozialistischen Staat und seiner Staatsauffassung bekannten.

Eine systemkonforme Ausrichtung der national-konservativen Medizin in Forschung, Lehre und Praxis im „nationalsozialistischen Sinne" nahm von Beginn an bei den Parteiideologen einen hohen Stellenwert ein. Gegen die klug gesteuerte Indoktrination der Ärzteschaft wurde kein Widerstand geduldet. Die Verantwortung für einen a priori als sehr „unärztlich" zu bezeichnenden Gehorsam aufseiten der Ärzteschaft bleibt bis zum heutigen Tage bestehen.

---

4 Leonardo Conti (1900–1945), Reichsgesundheitsführer und Reichsärzteführer der NSDAP. Hier noch in seiner Eigenschaft als Staatskommissar z. b. V. für Gesundheitswesen im Preußischen Innenministerium.

Methodische Vorgehensweise und Forschungsstand

Die Basis dieser Arbeit bildet die gängige Literatur zum Thema Lippen-Kiefer-Gaumenspalte, unter besonderer Berücksichtigung der Zeit von 1933 bis 1945 sowie der aktuellen medizinischen Berichterstattung zur Forschung über das Entstehen der Lippen-Kiefer-Gaumenspalte an der Universität Bonn bis 2016. Wichtige Stationen zur Erforschung des Themas waren das Brandenburgische Landeshauptarchiv in Potsdam, das Stadtarchiv Perleberg und das Krankenbuchlager in Berlin, darüber hinaus die Staatsbibliothek Berlin Unter den Linden und die Zentralbibliothek der Helioskliniken in Berlin. Schriftliche Auskünfte wurden beim Bundesarchiv Koblenz/Militärarchiv, der Deutschen Dienststelle (WAst) Berlin, dem Sächsischen Staatsarchiv/Staatsarchiv Chemnitz und der Deutschen Nationalbibliothek Standort Leipzig eingeholt.

Der Stand der aktuellen Forschung zur Entstehung der Lippen-Kiefer-Gaumenspalte wird in dieser Dissertation aufgezeigt. Die jüngsten Studien zum Thema stammen von Volker Thieme[5] sowie von Wolfgang Kirchhoff und Caris-Petra Heidel.[6] Letztere beschäftigen sich verstärkt mit dem Gesetz zur Verhütung erbkranken Nachwuchses, im besonderen Zusammenhang mit der Lippen-Kiefer-Gaumenspalte, in Dissertationen aus der Zeit von 1933 bis 1945. Hier wird erstmals historisch verknüpfend der damalige Wissensstand aufgezeigt und untersucht, wie die Universitäten auf das Gesetz (wissenschaftlich) reagierten. Die Arbeit stellt für die Gesellschaftsforschung aufschlussreiche Informationen zum Umgang mit dem Thema in der Zeit von 1933 bis 1945 dar.

---

5 Thieme, Volker: „Gedemütigt, entwürdigt, verstümmelt: die ‚rassenhygienische Ausmerze' der Lippen-Kiefer-Gaumen-Spalten. Studie zur Situation der Betroffenen und zur Position der Ärzte im Dritten Reich". In: Der MKG-Chirurg, Heft 1/2012, Heidelberg.

6 Kirchhoff, Wolfgang/Heidel, Caris-Petra: „... total fertig mit dem Nationalsozialismus?" – Die unendliche Geschichte der Zahnmedizin im Nationalsozialismus. Frankfurt am Main 2016. Die Autoren verweisen zur Person Walter Hoffmann Axthelms auf eine Publikation des Autors der vorliegenden Dissertation unter dem Titel „Walter Hoffmann Axthelm: Vom NSKK-Standartenzahnarzt zum Medizinhistoriker", veröffentlicht im Rahmen eines Vortrags am 12.11.2016 in Frankfurt am Main.

Eine von der Lippen-Kiefer-Gaumenspalte betroffene Patientin konnte zur Darstellung ihrer Lebensgeschichte bewegt werden. In diesem Zusammenhang wird erstmals die Akte eines vor dem Erbgesundheitsgerichts Chemnitz geführten Verfahrens veröffentlicht, die eindrücklich die Situation und die Problematik der Betroffenen aufzeigt.

1 Zwangssterilisation bei Lippen-Kiefer-Gaumenspalte: das „Gesetz zur Verhütung erbkranken Nachwuchses“ und der Weg der Rassenhygiene in eine „Welt ohne Krüppel“

1.1. Zur Definition der Lippen-Kiefer-Gaumenspalte

Die Einführung zu diesem Kapitel bilden zwei Definitionen zum medizinischen Begriff der Lippen-Kiefer-Gaumenspalte aus verschiedenen Zeitepochen. Beide lassen sich der entsprechenden Auflage bzw. Ausgabe des bekannten klinischen Wörterbuchs „Pschyrembel“ entnehmen. Die erste hier zu Rate gezogene Ausgabe datiert aus dem Jahr 1944 (61.–84. Auflage)[7], bei der zweiten handelt es sich um die aktuellste Ausgabe zum Zeitpunkt der Niederschrift aus dem Jahr 2014.[8]

Bei der Begriffserklärung aus dem Jahr 1944 ist auffällig, dass die rein phänotypischen Erscheinungsformen der Lippen-Kiefer-Gaumenspalte im offiziellen Sprachduktus der Medizin des Nationalsozialismus auffällig grob, diffamierend und vereinfachend beschrieben wurden. Dabei handelt es sich um die Einordnung der Begriffe „Hasenscharte“ (Labium fissum) und „Wolfsrachen“ (Palatum fissum). Beide Erscheinungsformen wurden im Sinne des § 1 Abs. 2 Pkt. 8 des am 1. Januar 1934 in Kraft getretenen „Gesetzes zur Verhütung

7 Pschyrembel: Klinisches Wörterbuch, 61.–84. Auflage, Berlin 1944, S. 288.
8 Pschyrembel: Klinisches Wörterbuch, 266. Auflage, Berlin 2014, S. 536.

erbkranken Nachwuchses“ (GVeN) als Erbkrankheiten bezeichnet; die „Hasenscharte“ als leichte und der „Wolfsrachen“ als schwere erbliche körperliche Missbildung. Träger dieser Merkmale konnten auf Antrag und nach einem Verfahren vor einem deutschen Erbgesundheitsgericht der Zwangssterilisation zugeführt werden.

Bei der genaueren Betrachtung und Beschreibung der Leiden wurden auch sogenannte Kombinationsformen berücksichtigt, wobei es sich nur um Kombinationen der Lippen-Kiefer-Gaumenspalte mit anderen Erbkrankheiten im Sinne sogenannter komplexerer körperlicher Missbildungen handelte. Die operative Behandlung in den jeweils vorliegenden Fällen unterschied sich maßgeblich nur im Zeitpunkt der Vornahme der Operation und in der angewendeten Operationstechnik.

Im „Pschyrembel“ von 1944 finden sich folgende Definitionen:

> „Hasenscharte: Labium fissum, angeborene Spaltung der Lippen durch mangelhafte Verwachsung des embryonalen Oberkieferfortsatzes mit dem Stirnfortsatze [. . .].“

Der Wolfsrachen findet sich in dieser Ausgabe unter der latinisierten Fachbezeichnung des „Palatum fissum“:

> „Palatum fissum, Gaumenspalte: angeborener Spalt im harten Gaumen inf[olge] Ausbleibens der embryonalen Verschmelzung der beiden Oberkieferfortsätze [zur] Gaumenplatte mit dem Vomer.“[9]

Die doppelseitige durchgehende Lippen-Kiefer-Gaumenspalte hieß „Wolfsrachen“. Inwieweit auch hier genetische Einflüsse zu vermuten und bei der Entstehung zu berücksichtigen waren, erfuhr der Leser nicht. Dabei nahm gerade das Gebiet der deskriptiven Vererbungslehre mit den Entstehungsmechanismen bei den sogenannten Erbkrankheiten großen Raum in der nationalsozialistischen Rassenideologie ein und schuf nicht nur eine Basis der Entste-

---

[9] Vomer: Pflugscharbein, ein unpaarer, langgestreckter Knochen der Schädelbasis (Gesichtsschädel).

hungsgeschichte, sondern gerade auch die konsequenten damit verbundenen speziellen Behandlungsmethoden dieser Erscheinungsformen.

Die Ausgabe des Klinischen Wörterbuchs von 2014 bietet im Vergleich zu vorangegangenen Ausgaben eine seit Jahren unveränderte zusammenfassende Definition:

> „Lippen-Kiefer-Gaumenspalten (Cheilognathopalatoschisis) bilden eine Gruppe von angeborenen Fehlbildungen, die mit einer Inzidenz von 1:500 zu den häufigsten angeborenen Fehlbildungen beim Menschen zählen [...]."

Ergänzt werden muss die aktuelle Definition um den Diagnoseschlüssel ICD[10] (Klassifikation nach ICD-10). Hier, wie auch in anderen Teilgebieten der Medizin, erfolgt eine Aufteilung nach der WHO-Klassifizierung in Q35. – Gaumenspalten, Q36. – Lippenspalten und Q37. – Gaumen- und Lippenspalten. Festzuhalten bleibt, dass beide vorliegende Ausgaben des Pschyrembel rein deskriptive Erklärungen zu den Fehlbildungen liefern, wenn auch die Wortwahl in der Ausgabe von 1944 Träger dieses Merkmals stärker stigmatisierte.

1.2. Aktuelle Forschung zur Entstehung der Lippen-Kiefer-Gaumenspalte

Den aktuellen Stand der Forschungsergebnisse zur Entstehung der Lippen-Kiefer-Gaumenspalte gibt eine Dokumentation der Universität Bonn und der Universität Leipzig wieder.[11] Demnach kann bei den Spaltgenesen davon ausgegangen werden, dass sich beim Embryo in der frühen Schwangerschaft Teile des Gesichts zunächst getrennt voneinander entwickeln und zu einem späteren Zeitpunkt zusammenwachsen. Die Spalten in Lippe, Kiefer und Gaumen entstehen immer dann, wenn das Zusammenwachsen unvollständig geschieht.

---

[10] ICD-10 online (WHO-Version 2011), http://www.icd-code.de/ [eingesehen am 25.06.2016].

[11] Die Zahnarztwoche (DZW) 42/12, S. 1 und 4: Genetischer Einfluss auf Lippen-Kiefer-Gaumenspalte größer als vermutet.

Dabei scheinen äußere Faktoren eine nicht unbedeutende Rolle zu spielen. So indiziert beispielsweise Rauchen in der Schwangerschaft die Wahrscheinlichkeit einer Spaltbildung. Der überwiegende Teil der Faktoren scheint aber genetischer Natur zu sein. Obwohl der genaue Anteil der heute bekannten Gen-Regionen bei der Erblichkeit von Lippen-Kiefer-Gaumenspalten noch nicht genau abschätzbar ist, bildet eine Studie der Universität Bonn von 2012 zu den genetischen und biologischen Ursachen der Erkrankung die Grundlage für weitere Forschungen.[12] Bestimmte Gen-Regionen auf den Chromosomen 1, 2, 3, 8, 13 und 15 könnten demnach mit der Ausbildung von Lippen-Kiefer-Gaumenspalten zusammenhängen.[13] Mit diesem Ergebnis ist man dem Ziel einen großen Schritt nähergekommen, den Zusammenhang zwischen Lippen-Kiefer-Gaumenspalte, Erbgut und Umwelt besser zu verstehen und erklären zu können.

Der Bauplan unseres Lebens ist im Erbgut festgeschrieben. Unser Genom enthält Basenpaare, auf denen die Erbinformation codiert vorliegt. In der Erbinformation sind unter anderem auch die Ursachen angeborener Fehlbildungen festgeschrieben. Interessant sind die molekularbiologischen Wechselwirkungen zwischen Genen und in diesem Zusammenhang auftretende Erkrankungen. An der Universität Bonn wird dieser Fragestellung unter anderem in Bezug auf die Lippen-Kiefer-Gaumenspalte nachgegangen.

Bei der Lippen-Kiefer-Gaumenspalte handelt es sich um eine der häufigsten angeborenen Fehlbildungen des Menschen. Sie führt entweder zu einer einseitigen Spalte in der Lippe, links oder rechts, oder betrifft Lippe, Kiefer und Gaumen gleichzeitig. Etwa jedes 500. Neugeborene in Deutschland ist von einer solchen Spalte betroffen.

Als Ursache muss eine Kombination aus Umwelt- und genetischen Faktoren angenommen werden. Durch den Vergleich der genetischen Information

---

12 Ludwig/Mangold/Herms et al.: „Genome-wide meta analyses of nonsyndromic cleft lip with or without cleft palate identify six new risk loci". In: nature Genetics, doi:10.1038/ng.2360, http://www.nature.com/ng/journal/v44/n9/full/ng.2360.html [eingesehen am 25.06.2016].

13 Die Zahnarztwoche (DZW) 31–32/2012, S. 5: Neue Gen-Orte für die Lippen-Kiefer-Gaumenspalte.

betroffener Patienten und nicht betroffener, also gesunder Probanden konnten die Bonner Forscher in den vergangenen Jahren bereits mehrere Regionen im Genom identifizieren, die mit der Ausbildung von Lippen-Kiefer-Gaumenspalten beim Menschen zusammenhängen.

Umfangreiche genetische Daten zur Lippen-Kiefer-Gaumenspalte wurden in einer Metaanalyse statistisch ausgewertet. Daten aus einer an der Universität Bonn durchgeführten Untersuchung von 399 betroffenen Patienten und 1.318 Kontrollpersonen ohne Fehlbildung wurden mit einer US-amerikanischen Studie an 1.461 Patienten zusammengeführt. Dies erhöhte deutlich die statistische Aussagekraft der Ergebnisse, denn so konnten insgesamt knapp 500.000 Erbgutabschnitte von Betroffenen und nicht Betroffenen verglichen werden.

Abweichungen zwischen den Gruppen können als deutlicher Hinweis darauf gewertet werden, dass die entsprechenden Abschnitte des Genoms etwas mit der Entstehung der Lippen-Kiefer-Gaumenspalte zu tun haben. Die Patienten wurden zusätzlich in zwei Gruppen unterteilt: Die erste Gruppe umfasste Patienten ausschließlich mit einer Lippenspalte, in der zweiten Gruppe waren Patienten mit einer kompletten Lippen-Kiefer-Gaumenspalte.

Insgesamt konnten so sechs neue Regionen im Erbgut, die zur Lippen-Kiefer-Gaumenspalte beitragen, identifiziert werden. Zuvor waren schon sechs weitere bekannt gewesen, die sämtlich in dieser bisher größten Studie zur Entstehung von Lippen-Kiefer-Gaumenspalten bestätigt wurden. Interessant ist vor allem die Entdeckung einer Region auf Chromosom 13q31. Dieser Genort scheint spezifisch zu einem gemeinsamen Auftreten von Spalten in Lippe und Gaumen zu führen, da sie bei Patienten mit einer reinen Lippenspalte nicht verändert war.

Neueste Forschungsergebnisse zur Aufklärung der genetischen Ursachen der Gaumenspalte zeigen auch, dass offensichtlich das Protein GSKIP eine nicht unbedeutende Rolle in der Embryonalentwicklung spielt. Diesem Protein konnte eine Funktion im lebenden Organismus zugeordnet werden. Beim Fehlen dieses Proteins kam es im Tierversuch zur Entwicklung einer Gaumenspalte. Im Vergleich mit anderen Arbeiten konnte verifiziert werden, dass Gene bei der Entwicklung des menschlichen Gaumens eine Rolle spielen.[14] Die Ergebnisse dieser Studien zeigten zum ersten Mal, dass verschiedene genetische Faktoren für die einzelnen Untergruppen der Spaltbildungen verantwortlich sein können und dass das Auftreten dieser Spalten stärker an Erbinformation gebunden ist, als bisher bekannt war.

Zusammenfassend kann darauf verwiesen werden, dass die Entstehung einer Lippen-Kiefer-Gaumenspalte wahrscheinlich von vielen Faktoren abhängig ist. Die Ursachen sind bisher nicht abschließend geklärt. Auch erbliche Veranlagungen spielen eine nicht unbedeutende Rolle. Neben diesen dürften im Wesentlichen individuelle Störungen während der embryonalen Gesichtsbildung verantwortlich und wichtig sein.

Die exogenen Faktoren haben wahrscheinlich während der 9.–12. Schwangerschaftswoche einen möglichen ursächlichen Einfluss auf die Spaltbildung. Andere medizin-ätiologische Faktoren wie Durchblutungsstörungen der Gebärmutter, terrestrische Strahlenbelastung, aber auch von außen zugeführte (Zell-) Gifte wie Nikotin und Alkohol scheinen die Entstehung von Lippen-Kiefer-Gaumenspalten ebenso zu begünstigen.

Auch von 1933 bis 1945 wurde sehr rege zur Genese der Lippen-Kiefer-Gaumenspalte an den medizinischen Fakultäten der Universitäten im Deutschen Reich geforscht. Das Forschungsziel unterschied sich jedoch – wie bei fast allen Forschungsprojekten dieser Epoche – von der Nachkriegsforschung. Es war in jedem Fall nicht nur reine Wissenschaft, die einem prophylaktisch-kurativen Hintergrund diente.

Die medizinische Forschung bediente vielmehr ein explizit ideologisch vorgeschriebenes Ziel: Die Lippen-Kiefer-Gaumenspalte sollte allein als rassenhygienisch relevanter Makel der Betroffenen definiert werden, um damit diese Menschen zu diskreditieren. Die Erkrankung musste als rein erblich bedingt verstanden werden, denn nur so konnte man legale Bedingungen schaf-

---

[14] Die Forschungsarbeit von Klussmann et al. erschien unter dem Titel „The A-kinase anchoring protein GSKIP regulates GSK3ß activity and controls palatal shelf fusion in mice" online im Journal of Biological Chemistry. DOI: 10.1074/jbc.M115.701177, Quelle entnommen aus Zahnärztliche Mitteilungen (ZM), 01.01.2016, Nr. 1, S. 13, Deutscher Ärzteverlag GmbH, Köln 2016.

fen, um die Patienten der für sie vorgesehenen zwangsweisen „Therapie“ nach dem GVeN zuzuführen.

1.3. Historische Entwicklung und Bedeutung des „Gesetzes zur Verhütung erbkranken Nachwuchses“

Schon viele Jahre, bevor das GVeN am 1. Januar 1934 in Kraft trat, wurden leidenschaftliche Debatten auf verschiedenen Ebenen um die Themen Eugenik, Sozialdarwinismus und Rassenhygiene geführt. In der Auseinandersetzung um eugenisches und rassistisches Gedankengut prägte Alfred Ploetz bereits 1895 den Begriff der „Rassenhygiene“ und forderte die „scharfe Ausjätung des schlechteren Theils“ der Menschen.[15]

Andere Verfechter dieser „Theorie“ waren Adolf Jost, der Arzt Wilhelm Schallmeyer,[16] der ehemalige Pfarrer Walter Haecker, der Psychiater Alfred Hoche[17] und Eugen Fischer,[18] der erste Direktor des 1927 in Berlin gegrün-

15 Alfred Ploetz (1860–1940), deutscher Arzt. In seinem Buch „Die Tüchtigkeit unserer Rasse und der Schutz der Schwachen“ aus dem Jahr 1895 positioniert er sich mit seinem Bekenntnis zur „Rassenhygiene“: „Die Erzeugung guter Kinder [. . .] wird nicht irgend einem Zufall einer angeheiterten Stunde überlassen, sondern geregelt nach Grundsätzen, die die Wissenschaft für Zeit und sonstige Bedingungen aufgestellt hat [. . .] Stellt es sich trotzdem heraus, daß das Neugeborene ein schwächliches oder missgestaltetes Kind ist, so wird ihm von dem Ärzte-Collegium, das über den Bürgerbrief der Gesellschaft entscheidet, ein sanfter Tod bereitet, sagen wir durch eine kleine Dose Morphium“. Ploetz, Alfred: Die Tüchtigkeit unserer Rasse und der Schutz der Schwachen, S. 144.

16 Wilhelm Schallmeyer (1857–1919), deutscher Arzt. Er gewann mit seinem Werk „Vererbung und Auslese“ den ersten Preis eines von Alfred Krupp ausgeschriebenen Wettbewerbs und gilt als Wegbereiter der im Nationalsozialismus eingeforderten „Rassenhygiene“ zusammen mit Alfred Ploetz.

17 Alfred Hoche (1865–1943), deutscher Psychiater und Neurologe, Als Kritiker Freuds war er ein leidenschaftlicher und entschiedener Gegner der Freudschen Psychoanalyse. Zusammen mit dem Strafrechtler Karl Binding veröffentlichte er 1920 die Broschüre „Die Freigabe der Vernichtung lebensunwerten Lebens. Ihr Maß und ihre Form.“ Er propagierte die Tötung von „Ballastexistenzen“ und sah ihre Pflege vorwiegend aus ökonomischen Gründen als nicht gerechtfertigt an. Er gilt als Wegbereiter der organisierten Massenvernichtung im

deten Kaiser-Wilhelm-Instituts für menschliche Erblehre, Anthropologie und Eugenik.[19] Die Eugenik wurde durch die Gründung des Instituts in den Stand einer Wissenschaft erhoben und erfuhr große Wertschätzung in Institutionen und Behörden. Fischer entwickelte sich in seiner Position als Vorstand des Instituts zu einem führenden Exponenten der nationalsozialistischen Anthropologie und bereitete dadurch den nationalsozialistischen Verbrechen den Weg.

Ebenfalls erwähnenswert ist in diesem Zusammenhang, dass Hoche zusammen mit dem Juristen Karl Binding[20] bereits 1920 eine dieses Thema aufnehmende Schrift mit dem Titel „Die Freigabe der Vernichtung lebensunwerten Lebens. Ihr Maß und ihre Form" publiziert hatte. Diese muss in ihrer Komplexität als argumentativ grundlegend für die Umsetzung des GVeN und die Verbreitung der nationalsozialistischen Ideologien ab 1934 angesehen werden.

Vor allem aber waren Ärzte die Wegbereiter und Förderer dieser Medizin, die ab 1933 im Nationalsozialismus realisiert und vervollkommnet wurde. Die Verantwortlichen konnten somit auf frühere Studien zur „Biologisierung" des Menschen zurückgreifen. Dieser Rassismus prägte die nationalsozialistische Medizin: Nicht das Individuum stand im Mittelpunkt, sondern das „Heil" eines „Volkskörpers", der seine gesunde Arbeitskraft nur zum Aufbau eines

deutschen Faschismus. Vgl. Binding, Karl/Hoche, Alfred: Die Freigabe der Vernichtung lebensunwerten Lebens. Ihr Maß und ihre Form. Berlin 1920.

18 Eugen Fischer (1874–1967), deutscher Mediziner, Anthropologe und Rassenhygieniker.

19 Adolf Jost (1874–1908), österreichischer Psychologe, veröffentlichte 1895 die Schrift „Das Recht auf den Tod". Darin beschäftigte er sich mit der grundlegenden Frage: „Giebt es ein Recht auf den Tod?, das heißt, giebt es Fälle, in welchen der Tod eines Individuums sowohl für dieses selbst als auch für die menschliche Gesellschaft überhaupt wünschenswerth ist?" (ebd., S. 1). Auf Seite 13 und 26 postulierte er: „Der Werth eines Menschenlebens kann, einer rein natürlichen Betrachtungsweise nach, sich nur aus zwei Factoren zusammensetzen. Der erste Factor ist der Werth des Lebens für den betreffenden Menschen selbst, also die Summe von Freud und Schmerz, die er zu erleben hat. Der zweite Factor ist die Summe von Nutzen und Schaden, die das Individuum für seine Mitmenschen darstellt. [. . .] Der Werth des menschlichen Lebens kann eben nicht bloß Null, sondern auch negativ werden, wenn die Schmerzen so groß sind, wie es in der Todeskrankheit der Fall zu sein pflegt. Der Tod selbst stellt gewissermaßen den Nullwert dar, ist daher gegenüber einem negativen Lebenswerth noch immer das Bessere."

20 Karl Lorenz Binding (1841–1920), deutscher Jurist (Strafrechtler).

„neuen Deutschlands“ zur Verfügung zu stellen hatte. Die Ideologie der Nationalsozialisten nutzte die Medizin und die Ärzteschaft nicht als eine kurative, versorgende und erhaltende Disziplin und Wissenschaft. Sie fand vielmehr in ihnen willige Handlanger, die die ihnen anvertrauten Menschen selektierten, verstümmelten, in Experimenten missbrauchten und letztendlich töteten.

Das Bestreben nach der „Reinigung des Volkskörpers“ fand Ausdruck in dem 1933 beschlossenen „Gesetz zur Verhütung erbkranken Nachwuchses“, welches wiederum den später in der Aktion „T4“ umgesetzten Euthanasiebestrebungen Tor und Tür öffnete. Man kann hier also im wahrsten Sinne des Wortes von einem wegbereitenden Gesetz sprechen. Moral und Ethik wurden in einen Widersinn verkehrt.

Auch die immer wieder propagandistisch angeführten ökonomischen Gründe bildeten eine Grundlage für die Rechtfertigung der Herrschenden, in diesem Geiste zu handeln. Die Pflege der nach dem Wortlaut des GVeN erkrankten Menschen galt als eine gesellschaftlich nutzlose und „unfruchtbare Aufgabe“. Zur Erhaltung des „erbgesunden Menschentums“ wurden das GVeN und seine streng kontrollierte Umsetzung für die „neue nationalsozialistische Medizin“ und ihre auf Rassenideologie fußenden Grundsätze praktisch unverzichtbar.

Die „neue deutsche Heilkunde“ hatte sich der Gesunderhaltung des Volkskörpers stärker zu verschreiben als der Fürsorge des Individuums.[21] Ihr erklärtes Ziel war es, mit Hilfe des GVeN sogenannte Erbkrankheiten „auszumerzen“ und zu bekämpfen.[22] Als „erbkrank“ galt laut Definition von Hans Rosenhagen[23], Hellmut Eckhardt[24] und Berthold Ostertag[25] demnach jemand,

---

21 Neue deutsche Heilkunde: unter Leitung des Reichsärzteführers Gerhard Wagner entwickeltes Konzept einer neuen, mehr naturheilkundlich orientierten Medizin, einer sogenannten „Volksmedizin“ mit dem Ziel einer „rein deutschen Heilkunde“ und der Abkehr von einer rein naturwissenschaftlichen Medizin.

22 Max Lange (1899–1975), deutscher Orthopäde, 1944 im wissenschaftlichen Beirat des Bevollmächtigten für das Gesundheitswesen Karl Brandt, Autor der Schrift: „Erbbiologie der angeborenen Körperfehler“, Stuttgart 1935.

23 Zur Person von Hans Rosenhagen konnte ich keine weiteren persönlichen Daten recherchieren.

24 Hellmut Eckhardt, Abteilungsleiter im Reichsausschuss für Volksgesundheit Berlin.

der unter körperlichen Erkrankungen litt, die entweder als Folge von Entwicklungsstörungen angeboren auftraten und schon bei der Geburt deutlich erkennbar waren, oder die erst im Laufe des Lebens in Erscheinung traten.[26]

Das „Gesetz zur Verhütung erbkranken Nachwuchses" trat am 1. Januar 1934 in Kraft. Bereits im Juli 1933 wurde es vom Reichstag verabschiedet. Mediziner und Juristen sollten vor eigens eingerichteten Erbgesundheitsgerichten entscheiden, ob die Voraussetzung zur Zwangssterilisierung vorlag oder nicht. Der Gesetzestext (Reichsgesetzblatt I S. 529) bestand aus den Paragraphen 1–18 und untergeordneten erklärenden Absätzen, Sätzen, Varianten und Alternativen.[27] Aufgeführt wurden rein medizinische Voraussetzungen neben juristischen Begründungen. Es gab Hinweise auf Fristen und Vorschriften und wie ein zusammengetretenes Gericht diesbezüglich Entscheidungen zu treffen hatte.

Wenn auch der Gesetzgeber verlangte, die Vorschriften der zivilen Prozessordnung sinngemäß anzuwenden, handelte es sich letztendlich um in Gesetzesform gebrachtes ideologisches Kalkül. Bekannt sind die von Artur Gütt, Ernst Rüdin und Falk Ruttke als Erläuterungen zum GVeN verfassten Ausführungen in Buchform. Dieser Gesetzeskommentar in einer Ausgabe für die ärztlichen Spitzenverbände des J. F. Lehmann Verlags München aus dem Jahr 1934 umfasst auf 272 Seiten den Kommentar, den vollständigen Gesetzestext und die notwendigen Ausführungsbestimmungen. Hierin wird sehr aufwendig beschrieben und vorgegeben, wie das GVeN und seine Umsetzung gehandhabt werden sollten. Bevor ausführlich auf den Gesetzestext eingegangen wird (S. 56), erfolgt über 43 Seiten hinweg ein „ideologisches Zurechtrücken" des Lesenden und Nutzers und eine Ausrichtung auf den erforderlichen ideologischen Überbau des dahinterstehenden rassenideologischen Grundgedankens.

---

25 Berthold Ostertag (1895–1975), deutscher Pathologe, Direktor des Pathologischen Instituts am Rudolf-Virchow-Krankenhaus in Berlin ab Mai 1935. Ostertag vertrieb in SA-Uniform seinen Vorgänger im Amt, Rudolf Jaffé, aus dem Institut und arbeite mit dem für den Kindermord zuständigen (T4) Reichsausschuss zusammen.

26 Zitiert nach Rosenhagen/Eckhardt/Ostertag: Körperliche Erbkrankheiten, ihre Pathologie und Differentialdiagnose. Leipzig 1940, S. 1–4.

27 „Gesetz zur Verhütung erbkranken Nachwuchses" in der Fassung vom 14. Juli 1933, Reichsgesetzblatt I, S. 529.

Nach dem GVeN waren folgende „Erkrankungen“ ausschlaggebend für eine Zwangssterilisierung:

1. angeborener Schwachsinn
2. Schizophrenie
3. zirkuläres (manisch-depressives) Irresein
4. erbliche Fallsucht
5. Chorea Huntington
6. erbliche Taubheit
7. erbliche Blindheit
8. schwere erbliche körperliche Missbildungen mit der Untergruppierung schwerer Alkoholismus

Die nicht öffentlichen Gerichtsverhandlungen fanden vor eigens eingerichteten Erbgesundheitsgerichten statt, welche dem jeweiligen örtlichen Amtsgericht zugeordnet waren (GVeN § 6, I). Das Gremium, welches über die Zwangssterilisierung entschied, setzte sich aus einem Amtsrichter am Amtsgericht, einem ärztlichen Beisitzer und einem zweiten ärztlichen Beisitzer zusammen, welcher in der Erblehre besonders erfahren sein musste (GVeN § 6; I). Erging von dem Gremium ein „positiver“ Beschluss, war es dem Betroffenen vorbehalten, einen Widerspruch zu formulieren, der dann vor dem Erbgesundheitsobergericht, welches wiederum dem zuständigen Landgericht angegliedert war, entschieden werden musste (GVeN § 9).

Von dieser Möglichkeit wurde wenig Gebrauch gemacht. Allerdings konnten einige dieser Fälle bei der Literaturrecherche gefunden werden, bei denen der Beschluss aus der ersten Instanz zunächst aufgehoben wurde. Widersetzte sich der Verurteilte aber dem Beschluss, konnte er unter Ausnutzung aller verfügbaren Zwangsmittel behördlicherseits zur Sterilisation im zuständigen Krankenhaus vorgeführt werden.

Die vorliegende Arbeit konzentriert sich ausschließlich auf Absatz 8 des § 1 GVeN. Hierin wurde die Zwangssterilisierung bei dem als „erbkrank“ Erklärten verlangt, wenn dieser unter „schwerer erblicher körperlicher Mißbildung“ litt. Dabei handelte es sich unter anderem um die Lippen-Kiefer-

Gaumenspalte. Dazu finden sich in dem erwähnten Kommentar von Gütt, Rüdin und Ruttke auch weitergehende „erklärende" Informationen.

Grundsätzlich unterschieden die Kommentatoren bei den Indikationen zur Zwangssterilisation zwischen medizinischen, sexual-pathologischen oder sozialen Gründen.[28] Auf S. 122 des Kommentars fordern sie generell einen staatlichen Eingriff oder halten ihn für wünschenswert bei grundlegend „allgemeinen" Erkrankungen wie „erblicher Zuckerharnruhr, erblichen Magengeschwüren und erblichen Herzleiden".[29] Zur Begründung einer wünschenswerten Durchsetzung der „erweiterten" Zwangssterilisation wird vorgeschlagen, die genannten Erkrankungen in einer Art Gesetzesnovelle begrifflich neu zusammenzufassen und den Gesetzestext zu verändern, damit der Zwangseingriff auch unter diesen Voraussetzungen uneingeschränkt ermöglicht werde.

Hier soll nun ausführlicher auf die bereits genannte „schwere erbliche Mißbildung" der Lippen-Kiefer- (Gaumen-) Spalte – oder wie in der damaligen Nomenklatur genannt: „Hasenscharte und (Wolfsrachen)" – eingegangen werden. Beide Erkrankungen wurden in der Literatur immer wieder explizit als schwere körperliche vererbte Mißbildung beschrieben. Problematisch wurde es für den Praktiker zu argumentieren, wenn bereits äußerliche Kennzeichen durch Operationen verändert worden waren. Dennoch wurde daran festgehalten, eine Zwangssterilisation bei den Betreffenden durchzuführen, denn durch die operative Korrektur, so argumentierte man, „werde die Weitergabe der Erbanlage nicht verhindert".[30]

Dadurch tat sich ein Dilemma für die operierenden Kieferchirurgen auf. Ihre Argumentation und ihr Einsatz gegen die Zwangssterilisation durch eine ästhetische und funktionelle Korrektur standen nun auf schwachen Füßen. Der medizinische Fortschritt führte zu einer Selektionsaufhebung und dadurch zu einer Verhinderung der „natürlichen Auslese". Dies widersprach direkt der Eugenik, wenn man deren Zielsetzung als „Verbesserung der Erbanlagen, Senkung der Geburtenrate ‚Minderwertiger' und Steigerung der Gebur-

[28] Gütt, Arthur/Rüdin, Ernst/Ruttke, Falk: Zur Verhütung erbkranken Nachwuchses. München 1934, S. 267.

[29] Ebd., S. 122.

[30] Ebd., S. 125.

tenrate ‚hochwertiger Volksgenossen'" beschrieb. Der verwendete Begriff der „Rassenhygiene" zeigt deutlich die zunehmende Radikalisierung der Lehre.

Das GVeN stellte einen ersten wesentlichen Schritt in die vorgezeigte Richtung dar. Sterilisationsgesetze gab es in 27 Ländern. Aber nirgends wurde die Sterilisation aus sozialen Gründen so radikal wie im Deutschen Reich zur Zeit des Hitler-Faschismus durchgesetzt.

1.4. Der Standpunkt der Medizin zum Gesetz

In Heft 9 der „Zeitschrift des Nationalsozialistischen Ärztebundes" aus dem Jahr 1933 wurde nach der Machtergreifung themenbeherrschend die Übernahme der Führung der Deutschen Ärzteschaft durch die NSDAP gefeiert. Das Heft stand unter der Überschrift „Wir übernehmen die Führung". Die Bildunterschrift lautete:

> „Presseempfang beim Aufklärungsamt für Bevölkerungspolitik und Rassenpflege im Hotel ‚Kaiserhof' zu Berlin, bei dem Dr. Groß und Prof. Staemmler über die Notwendigkeit zielbewusster Mitarbeit der Presse sprachen. Das Bild zeigt links Pg. Med.-Rat Dr. Gütt vom Reichsinnenministerium, der dort die rassenhygienischen Fragen bearbeitet. Am Rednerpult Pg. Prof. Staemmler, rechts am Tisch u. a. Dr. Groß und Dr. Wagner, München."[31]

In der nationalsozialistischen Ideologie war das primäre Ziel der Partei nicht die Gesundheit des einzelnen „Volksgenossen". Der Arzt im Nationalsozialismus hatte das Individualwohl des Patienten hinter dem vermeintlichen Gemeinwohl zurückzustellen und damit einhergehend eine zu große menschliche Nähe zwischen Arzt und Patient zu vermeiden.

Als Gralshüter neu geschaffener, ganz eigener ethischer und moralischer Grundsätze bei „seinen Medizinern" sprach der Reichsärzteführer Gerhard Wagner 1935 auf dem Nürnberger Reichsparteitag vom „Wahn der Gleich-

---

[31] Titelbild entnommen aus: Bruchhausen, Walter/Schott, Heinz: Geschichte, Theorie und Ethik der Medizin. Stuttgart 2008, S. 136.

heit".[32] Diese vermeintliche medizinische Gerechtigkeit durch ausgleichende Gleichbehandlung sollte es den Ärzten ermöglichen, dem Patienten ohne Emotionen zu begegnen, um dem Ziel einer Gleichheit aller Volksgenossen nahezukommen.

Laut dem Medizinhistoriker Richard Toellner hatte die Wissenschaft den „Glauben an die Möglichkeit" zu festigen, „ein gesundes, schönes starkes Volk zu züchten".[33] Die vulgäre Parole „Du bist nichts, dein Volk ist alles" findet sich auch in Wagners Appell wieder, bei der Krankenbehandlung „das Recht und die Notwendigkeit des gesamten Volkes" im Auge zu behalten.[34] In seiner Eröffnungsansprache der 63. Tagung der Deutschen Gesellschaft für Chirurgie im Jahr 1939 führte deren Vorsitzender Karl Nordmann exemplarisch aus, die deutschen Chirurgen würden sich mit Begeisterung „für den weiteren Ausbau des Dritten Reiches" zur Verfügung stellen.[35] Für ein „Großdeutsches Reich", welches „unser tatkräftiger Führer mit friedlichen Mitteln in atemberaubender Schnelligkeit geschaffen habe".[36]

So wurden in den frühen Kriegsjahren zum Beispiel notwendige Medikamente „staatlich geregelt und empfohlen" verabreicht, was bedeutete, dass ältere Patienten, die aufgrund ihrer Erkrankungen nicht mehr zur Arbeit in staatlichen Betrieben eingesetzt werden konnten, durch Nichtbehandlung in dieser Form durchaus auch einer Euthanasie zugeführt wurden. Mit dem Blick

---

32 Gerhard Wagner (1888–1939), Reichsärzteführer. Wagner galt als alter Mitkämpfer Adolf Hitlers, der ihn beauftragt habe, die deutsche Ärzteschaft im nationalsozialistischen Sinne auszurichten und aufzubauen.

33 Toellner, Richard: Ärzte im Dritten Reich. Medico International, Frankfurt 1989, S. 11–24.

34 Bruchhausen, Walter/Schott, Heinz: S. 134. Vgl. Becker, Stefanie/Studt, Christoph (Hrsg.): „Und sie werden nicht mehr frei sein ihr ganzes Leben" – Funktion und Stellenwert der NSDAP, ihrer Gliederungen und angeschlossenen Verbände im „Dritten Reich". Schriftenreihe der Forschungsgemeinschaft 20. Juli 1944 e. V., Band 16. Berlin 2012, S. 229.

35 Karl Nordmann (1876–1946), deutscher Chirurg. Unter seinen Kollegen bekannt als ein Arzt, der „sich nicht von den Nationalsozialisten hat einnehmen lassen". Wegen seiner offensichtlichen „Führungsqualitäten" wählte ihn die Deutsche Chirurgische Gesellschaft 1939 zum Vorsitzenden und von 1940 bis 1946 zum Schriftführer und Kassenwart.

36 Zitiert nach: Steinau, Hans Ulrich/Bauert, Hartwig (Hrsg.): Deutsche Gesellschaft für Chirurgie 1933–1945. Heidelberg 2011. Kapitel „Karl Nordmann", S. 131–136.

auf den einzelnen Patienten schwand das Unrechtsbewusstsein und es zeigte sich die menschenverachtende Wirklichkeit der nationalsozialistischen Gesellschaft.

Die Bereitschaft, Menschen zu sterilisieren und sie auf andere Art und Weise körperlich und seelisch zu quälen oder gar zu töten, wuchs. Diesem Schritt zu einer vermeintlich moderneren, dem Menschenbild des Regimes entsprechenden Medizin wurde von keiner Seite hinterfragend widersprochen. Man stellte es als unverantwortlich hin, „wenn der deutsche Arzt seinen verantwortlichen Teil an der Not geborenen Vernichtungspolitik glaubte nicht beitragen zu müssen“, so formulierte Viktor von Weizsäcker in seiner Heidelberger Vorlesung im Sommersemester 1933 vor der studentischen Zuhörerschaft.[37]

Tatsächlich wurden die Mediziner bereits im ersten Jahr nach der Machtergreifung durch die Nationalsozialisten massiv mit den Vorstellungen der nationalsozialistischen Gesundheitspolitik konfrontiert. Dem von ihnen erwarteten Verhalten lagen nicht allein die „Richtlinien der N. S. Gesundheitspflege“ zugrunde. Die Ärzteschaft hatte sich vom individuellen Patientenwohl abzuwenden. Das neu geschaffene Propagandaministerium sollte die rassenpolitischen Grundideen in der Bevölkerung verbreiten und verankern.

Hinzu kam eine sich neu entwickelnde „medizinische“ Infrastruktur, unter anderem in Form eines reichsweiten Netzes von Gesundheitsämtern und anderen Institutionen, die neben den Ärzten eine zusätzliche Kontrollfunktion einnahm. „Ich kenne meinen Patienten nur dann, wenn ich weiß, wie er lebt – und kann ihn nur bei einer gleichzeitigen Beurteilung seiner Erbanlagen voll erfassen“, lautete eine Maxime.[38]

„Erbkranke“ waren ausschließlich an die Gesundheitsämter zu melden. Ihre Unterlagen wurden dann von dort aus mit einem Antrag auf Zwangssterilisation an die zuständigen Erbgesundheitsgerichte weitergeleitet. Die Ämter waren somit zuständig und verantwortlich für die erfolgreiche Umsetzung ras-

[37] Vgl. Bruchhausen/Schott, S. 135.

[38] Eugen Wannenmacher (1897–1974). Festschrift Hermann Euler zum 60. Geburtstage am 13. Mai 1938, S. 176–185.

senhygienischer Maßnahmen und wurden in diese Pflichten so eingebunden, dass man ihnen staatlicherseits ein Parteimitglied und einen systemkonformen Mediziner voranstellte.

Die Ärzteschaft wirkte gemäß ihrer neuen Standesordnung auch als ideologischer Gesundheitserzieher gegenüber ihren Patienten. Es wurde erwartet, dass der deutsche Arzt als „Propagandist der nationalsozialistischen Weltanschauung" auftrat. Dieses Konzept war die ideologische Grundlage, auf der Medizin im Sinne der Diktatur zukünftig auch erzieherisch in einem rassistischen Gesundheitswesen betrieben werden sollte. Dazu war es ebenso erforderlich wie notwendig, dass sich die Politik verstärkt den erzieherischen und lehrenden Institutionen widmete; vorrangig den medizinischen Fakultäten an den Universitäten. So verfügte die NSDAP bereits 1933, dass sich die medizinischen Fakultäten in wichtigen Fragen die Lehre betreffend konsultierend an den Reichsärzteführer zu wenden hatten, der ihnen auch in beratender Funktion zur Seite gestellt wurde. Durch diesen Schachzug wurden wichtige Posten an den Fakultäten durchgreifend mit ideologisch konformen Dozenten besetzt.

Zu den Vollstreckern der NS-Ideologie im Bereich der Medizin gehörten sicherlich nicht nur in unbedeutendem Maße die Ärzte in ihrer Funktion als „medizinische Rassenideologen und Erzieher", sondern auch die selbsternannten nationalsozialistischen Gesundheitspolitiker. So bestimmten unter anderem Ärzte mit besonderen Kenntnissen in Erbbiologie und Rassenhygiene als Beisitzer an den Erbgesundheitsgerichten, wer der Zwangssterilisation zugeführt wurde. Das Gesetz sah ja ausdrücklich vor, dass (einer) der ärztliche(n) Beisitzer besonders in „rassenpolitischer Hinsicht" befähigt sein musste. Die Opfer fanden sich nicht nur unter den 350.000 zwangssterilisierten „Volksgenossen und Volksgenossinnen", auch ungezählte Zwangsarbeiter aus Osteuropa wurden dieser „Behandlung" zugewiesen.

Nach Michael Kater waren 44,8 % der Ärzte Mitglied der NSDAP, 31,0 % waren im NS-Ärztebund, 26 % gehörten der SA an und 7,2 % der SS.[39] Diese Anteile waren, verglichen mit anderen Berufsgruppen, überdurchschnittlich

---

[39] Zahlen zitiert nach Kater, Michael H.: Ärzte als Hitlers Helfer. Hamburg/Wien 2000.

hoch. Ärzte dienten häufig freiwillig als legitimierte Vollstrecker nationalsozialistischer Gesundheitspolitik und vollendeten tatkräftig durch unterwürfiges Andienen rassistisches Ideen- und Gedankengut. Der lateinische Ausspruch „Medicus curat, natura sanat" verkehrte sich durch das folgsame Verhalten der Ärzte ins Gegenteil. In früheren Zeiten oblag es allein dem sorgenden Arzt, den Kranken zu heilen. Jetzt konnte der Patient von Glück sagen, wenn er den rassenpolitischen Wahnsinn der Ärzte überlebte.

Zwar gab es auch in der Berufsgruppe der Ärzte Widerstand gegen die gesundheitspolitischen Anordnungen des totalitären Regimes. Manche Mediziner bemühten sich um Menschlichkeit und behandelten rassisch verfolgte Personen, wagten Widerspruch und setzten sich für politisch verfolgte Kollegen ein. In Opposition stehende Ärzte befanden sich aber in einem Dilemma, wenn sie in Kliniken und Krankenhäusern beschäftigt waren. Nicht immer war es möglich, einer Beteiligung an Unrechtstaten des Regimes aus dem Weg zu gehen. Sie gingen einen Kompromiss mit dem NS-Regime ein, um ihre Beschäftigung nicht zu verlieren.

So scheint es nachvollziehbar, dass ein Großteil der jungen nicht-jüdischen Ärzte die Ausschaltung ihrer jüdischen Kollegen als Konkurrenz begrüßte, aber nicht ihre Ermordung und Verfolgung unterstützte. Die Identifikation mit der nationalsozialistischen Ideologie und die eilfertige Andienung wurden von vielen Medizinern als Ausweg aus der langen Krise ihres Berufsstands seit dem Ende der 1920er-Jahre gesehen. Das „Gesetz zur Wiederherstellung des Berufsbeamtentums" vom 7. April 1933 bewirkte zunächst „nur" die Entlassung der Juden aus dem Staatsdienst, kam jedoch einem Berufsverbot gleich. In den Anstellungs- bzw. Niederlassungsgesuchen der damaligen medizinischen Fachpresse findet man immer wieder den Hinweis, es würden nur Mediziner mit „Ariernachweis" gesucht. Nicht die berufliche Qualität entschied über das künftige Dasein als Arzt, sondern die Qualität der vermeintlich höheren „Rasse".

Das letzte Wort in diesem Kapitel soll Otto Dittmann mit seinem Artikel „Der Arzt als Propagandist nationalsozialistischer Weltanschauung“ in der Zeitschrift „Ziel und Weg“ (Heft 5/8. Jg., S. 108) eingeräumt werden:[40]

> „So tritt also der nationalsozialistische Arzt als Propagandist unserer Weltanschauung zwar nicht öffentlich in Erscheinung, kann aber im Stillen in seiner Weise wirken – seelsorgerisch!“

Die bewusste Entlehnung des Begriffs „Seelsorger“ aus dem kirchlichen Aufgabenbereich beschreibt sehr gut die Grundidee nationalsozialistischer Gesundheitsfürsorge. Der Arzt als Seelsorger gegenüber seinen Patienten entschied allein über deren Wohl und Wehe. Geprägt wurde die Medizin zwischen 1933 und 1945 durch den alles bestimmenden nationalsozialistischen Rassismus, mit Aussonderung, Verstümmelung und dem gezielten Töten von Menschen. Ärzte machten sich durch ihre aktive Teilnahme, aber auch durch passive Mitwirkung an Medizinverbrechen schuldig.

[40] Otto Dittmann, Arzt und Kreisamtsleiter der NSDAP (1937; 1938) in Brätz, Kreis Meseritz. (Daten wurden der genannten Ausgabe des Heftes entnommen und dem Verzeichnis des Fernsprechnetz BRÄTZ, Kreis Meseritz. Online unter: www.genealogiegesetz.de/reg/BRG/neumark/Meseritz/grmk1937.html [eingesehen am 08.06.2014] von Andrea Zimmermann (2004).

2 Medizinische Dissertationen aus den Jahren 1933–1945 zur Lippen-Kiefer-Gaumenspalte und ihrer „erbbiologischen“ Bedeutung

In diesem Kapitel sollen Dissertationen, die an verschiedenen deutschen Universitäten zur Erlangung eines Doktorgrades der Medizin und der Zahnmedizin verfasst wurden, hinsichtlich ihres Inhalts und ihrer Einordnung in den wissenschaftlichen Kontext ihrer Entstehungszeit vorgestellt werden. Bei den Recherchen zum Thema entstand die Idee, die Forschungslage zur Lippen-Kiefer-Gaumenspalte an den deutschen Universitäten in den Jahren 1933–1945 darzustellen. Bei der Recherche fand sich auch Propaganda-Literatur, die es verdient, als Kontext aufgeführt zu werden.

Neben den Verfassern der Arbeiten werden die Referenten und Korreferenten, wie sie aus den Vorblättern der vorliegenden Kopien der Arbeiten ersichtlich sind, benannt. Bei diesen handelt es sich um maßgeblich einflussreiche Hochschullehrer der Zeit 1933 bis 1945, denen man nicht nur eine unverbrüchliche Treue zu den ideologischen Grundsätzen der „neuen nationalsozialistischen“ Medizin nachsagen kann, sondern auch einen gewissen Fanatismus hinsichtlich ihrer Durchsetzung. Sie alle waren in ihrer Stellung Wunschkandidaten der Partei und repräsentierten damit die damals herrschende Lehrmeinung im Fach Medizin bzw. Rassenkunde an den deutschen Universitäten, die häufig mit einem persönlichen Bekenntnis zum Führer, dem nationalsozialistischen Staat und seinen Zielen verbunden war.

Am Anfang des Kapitels steht eine Übersicht der gefundenen Arbeiten. Zunächst werden Autor bzw. Autorin genannt, dann das Thema und in Klammern das Jahr der Vorlage der Dissertation. In der Erörterung der Arbeit wird kurz auf die Universitäten/Institute und deren Vorstände eingegangen, von denen das Thema ausgegeben wurde. Über die Verwendung entschied allein die Nähe des Themas zum „Gesetz zur Verhütung erbkranken Nachwuchses". Bei allen Arbeiten, die das Gesetz im Zusammenhang mit einer Lippen-Kiefer-Gaumenspalte thematisierten, wurde die offizielle Meinung zu diesem Thema herausgearbeitet, ob verklausuliert versteckt als eigene Ansicht und Auffassung des Autors oder als eine an der jeweiligen Institution herrschende Lehrmeinung.

Das Thema Lippen-Kiefer-Gaumenspalte, gerade hinsichtlich des 1934 in Kraft getretenen „Gesetzes zur Verhütung erbkranken Nachwuchses", entbehrte nicht einer gewissen Brisanz. Nicht nur aus rassenideologischen Gründen, sondern auch hinsichtlich seiner wissenschaftlichen Aufarbeitung, denn immerhin war jedes 500. Neugeborene im Deutschen Reich mit einer solchen Symptomatik „erbkrank". Es bestand daher per se ein großes Interesse an der Erforschung dieser angeborenen Deformität.

Die acht Arbeiten mit unmittelbarer Nähe zum GVeN wurden im Archiv der Humboldt Universität zu Berlin gefunden. Die Dissertationen wurden zwischen 1935 und 1941 verfasst, wobei eine Arbeit aus der Chirurgischen Universitätsklinik in Greifswald stammt.

1. Walter Wilhelms: „Über die erbbiologische Bedeutung der Lippen-Kiefer-Gaumenspalte" (1938)
2. Elise Käppel: „Über die Erblichkeit der Lippen- und Gaumenspalten unter Berücksichtigung des Materials der Jahrgänge 1924?34 aus der Chir[urgischen] Universitätsklinik zu Greifswald" (1935)
3. Gustav Buchholz: „Über die begleitenden Mißbildungen bei Hasenscharten und Gaumenspalten" (1936)
4. Jakob Wittemann: „Chirurgische Missbildungen und ihre Bedeutung für das Gesetz zur Verhütung erbkranken Nachwuchses" (1937)

5. Martin Niedermeyer: „Über die Erblichkeit der Gaumen- und Lippenspalten" (1938)
6. Josef Mengele: „Sippenuntersuchungen bei Lippen-Kiefer-Gaumenspalte" (1938)
7. Walter Burchhardt: „Erblehre und Zahnheilkunde" (1935)
8. Helga Britten: „Beitrag zur Kenntnis der Vererbung von Hasenscharten und anderen Missbildungen an Hand zweier Sippentafeln" (1941)

Walter Wilhelms: „Über die erbbiologische Bedeutung der Lippen-Kiefer-Gaumenspalte" (1938)

Aus der Chirurgischen Klinik der Universität Leipzig stammte die erste der zu besprechenden Arbeiten. Deren damaliger Direktor war Wilhelm Rieder.[41] Er hatte sich am 11. November 1933 auf der Unterzeichnerliste der sich zu Adolf Hitler bekennenden deutschen Universitätsprofessoren eingetragen. Ab 1937 hatte er einen Chirurgischen Lehrstuhl an der Universität Leipzig inne.[42] Als Referent fungierte Herbert Uebermuth, ein enger Vertrauter und Mitarbeiter Rieders, der auf dessen Betreiben hin 1943 ein Extraordinariat an der Leipziger Universität bekam. Uebermuth war seit 1933 Mitglied der NSDAP und wie viele andere Hochschullehrer auch Mitglied im Nationalsozialistischen Dozentenbund und im Nationalsozialistischen Ärztebund.[43]

Die Dissertation von 1938 umfasst 14 Seiten. Wilhelms beginnt mit einer Einführung zu den „sozialdarwinistischen" Grundlagen des rassenideologischen Programms der NSDAP hinsichtlich der Bevölkerungspolitik. Anhand verschiedener Beispiele aus „dem Leben" wird das GVeN zu einem „natürlichen Ausleseprinzip" entwickelt, verbunden mit dem wirtschaftlichen Nutzen der „Arterhaltung". Ganz im Sinne nationalsozialistischer Propaganda führt der Autor dann zum eigentlichen Thema und weist an sechs Fällen aus der

---

[41] Wilhelm Rieder (1893–1984), deutscher Chirurg.

[42] Zitiert nach Klee, Ernst: Das Personenlexikon zum Dritten Reich. Frankfurt am Main 2013, S. 496.

[43] Herbert Uebermuth (1901–1986), deutscher Chirurg und Hochschullehrer. Zitiert aus dem Eintrag „Herbert Uebermuth" bei Wikipedia, https://de.wikipedia.org/wiki/Herbert_Uebermuth [eingesehen am 26.08.2014].

einschlägigen Literatur nach, dass „die Lippen-Kiefer-Gaumenspalte als eine schwere Mißbildung im Sinne des Gesetzes anzusehen ist, die ihren Träger gegenüber gesunden Menschen als nicht vollwertig erscheinen lässt" und „[...] daß also für Träger dieser Mißbildungen das Gesetz zur Verhütung erbkranken Nachwuchses Anwendung finden müßte."

Wilhelms kommt zu dem Schluss, dass die Spaltbildungen des Mundes nach der von ihm vorgelegten Forschung und „Erfahrung" als „erbbedingt" angesehen werden müssten. Offen unterstützt er die vorherrschende Ansicht unter den deutschen Medizinern, dass das GVeN als eine „Artenauslese" anzuwenden sei.

Elise Käppel: „Über die Erblichkeit der Lippen- und Gaumenspalten unter Berücksichtigung des Materials der Jahrgänge 1924–34 aus der Chir[urgischen] Universitätsklinik zu Greifswald" (1935)

Die zweite Arbeit stammt aus der Chirurgischen Universitätsklinik Greifswald. Deren damaliger Direktor war Georg Konjetzny. Die Arbeit selbst liegt nur in eigens erstellten schriftlichen Auszügen vor, sie wurde 1935 als Dissertation in Greifswald ausgegeben. Der 1935 amtierende Direktor der Chirurgischen Universitätsklinik Greifswald war bereits 1933 in die SA eingetreten. 1934 wurde er Ordinarius in Greifswald und „förderndes Mitglied der SS", 1935 dann Ordinarius in Hamburg. Seit 1936 war er Mitglied im NS-Dozentenbund, trat aber erst 1937 in die NSDAP ein. Seit 1939 war er auch Mitglied im NS-Ärztebund. Konjetzny konnte also ohne Weiteres als ideologisch konformer Universitäts-„Wissenschaftler" bezeichnet werden.[44]

In einer Zusammenfassung legt die Verfasserin ihre „Forschungsresultate" in einer zehn Punkte umfassenden Tabelle vor. Käppel schreibt unter anderem, sie habe eine Erblichkeit der Lippen-Kiefer-Gaumenspalte nur in knapp 25 % der Fälle feststellen können, bei den restlichen 75 % der Fälle wären keine erblichen Faktoren nachweisbar gewesen. Interessanterweise stellt sie, wie an-

---

44 Georg Konjetzny (1880–1957), deutscher Chirurg. Zitiert nach Klee, Ernst: Das Personenlexikon zum Dritten Reich, S. 330.

dere Autoren auch, in ihren Untersuchungen eine erhöhte Anzahl männlicher Betroffener fest. Weiterhin listet sie die Fälle nach ihrer Kompliziertheit und nach der „Linksseitigkeit und Rechtsseitigkeit" auf. Im Ergebnis kommen in ihrer Untersuchung mehr kombinierte, schwierige Spaltformen vor als einfache „links- oder rechtsseitige Spalten". Sie stellt fest, dass der Erbgang häufig kombiniert sei mit anderen kongenitalen „Abnormitäten". Der Erbgang wird weder als rein dominant noch als rezessiv, sondern nur als „kompliziert" beschrieben.

Das Komplizierte dieses Erbgangs erklärt die Autorin nicht näher. Folgerichtig werden von ihr eugenische Maßnahmen eingefordert. Nur durch diese ist nach ihrer Ansicht die „gesunde Erbmasse des Volkes" gewährleistet. Sie propagiert ganz im Sinne der Eugeniker als einziges Mittel dazu die Zwangssterilisation. „Sie ist uns durch das Sterilisationsgesetz in die Hände gegeben." In der abschließenden „praktischen erbbiologischen Folgerung" heißt es:

> „Wenn genetisch bedingte Defekte erst einmal vorhanden sind, so könne man ihr Entstehen natürlich nicht mehr rückgängig machen, und so gibt der eingetretene Fall natürlich Anstoß für wünschenswerte prophylaktische Maßnahmen bei weiteren geplanten Nachkommen dieses Elternpaares. Dabei ist die Frage, ob das Merkmal dominant oder rezessiv ist, nicht unmittelbar von Bedeutung, denn die Tatsache, dass das Merkmal bei einem Kind schon „herausgemendelt" ist, beweist sehr genau, dass die Keimzellen der beiden Eltern das Merkmal besitzen, und dass damit auf weitere Nachkommen das Merkmal auch vererbt werden kann. Individuelle Gesundheit verbürgt nicht unbedingt für eine gesunde Erbmasse."

Oft setzte die Nachforschung nach krankhaften Erbanlagen in einer Familie erst dann ein, wenn das Unglück geschehen war und die Kinder mit den Merkmalen schon geboren waren. Eine therapeutische Beeinflussung der krankhaften Erbanlagen war nicht möglich. Eine Beseitigung etwa durch Selektion war theoretisch wohl möglich, doch praktisch nicht zu erzwingen, wenn man, wie Alfred Grotjahn bemerkt, bei den betreffenden Personen nicht an ihr Verantwortungsbewusstsein appellieren konnte, ihr „eugenisches Gewissen ihrer Nachkommenschaft, Staat und Volk gegenüber einzusetzen".[45]

---

[45] Alfred Grotjahn (1869–1931), genannt „Vater der Sozialmedizin". 1920 erster Ordinarius für Soziale Hygiene in Berlin und Mitglied der Gesellschaft für Rassenhygiene. Grotjahn

Die Autorin fährt fort, man habe eine symptomatische und eine kausale Therapie der Gesichtsspalten zu unterscheiden. Die symptomatische Therapie beseitige wohl das manifeste Merkmal, die Missbildung könne also operativ entfernt werden, die krankhafte Erbanlage könne die vorgenommene Operation jedoch nicht beeinflussen. Die kausale Therapie könne daher nur das eine Ziel haben: die „Causa morbi", also die krankhafte Anlage, zu beseitigen. In diesem Fall sollte versucht werden, „die krankhaften Anlagen auszumerzen". In letzter Konsequenz müsse man die Anlagenträger an der Fortpflanzung hindern, „sei es durch Verwahrung oder Sterilisation". Die Autorin beendet ihre Arbeit mit einem Zitat von Richard Walter Darré: „Wer den Erfolg will, muß auch die Mittel wollen."[46]

Ihre Schlussfolgerung lautet, dass das GVeN „dem Arzt endlich die Mittel in die Hand gibt, das Übel an der Wurzel zu packen." Käppels Arbeit ist ohne Vorbehalte als Bekenntnis zur Zwangssterilisation durch den Staat an als „erbkrank" bezeichneten Personen einzuordnen.[47]

Gustav Buchholz: „Über die begleitenden Missbildungen bei Hasenscharten und Gaumenspalten" (1936)

Aus der Chirurgischen Universitätsklinik zu Würzburg stammt die dritte der untersuchten Dissertationen. Sie wurde von Gustav Buchholz im Jahre 1936 verfasst und an der Chirurgischen Universitätsklinik Würzburg vorgelegt. Deren damaliger Vorstand war Max Kappis,[48] auf dessen Person noch an anderer Stelle zurückzukommen sein wird. Die Arbeit aus dem Jahr 1936 – zwei Jahre nach Inkrafttreten des GVeN – zeigt bereits sehr deutlich eine Beeinflussung

---

setzte sich für die Sterilisierung körperlich und geistig „Minderwertiger" ein. In: Klee, Ernst: Das Personenlexikon zum Dritten Reich, S. 205.

[46] Richard Walter Darré (1895–1953), Reichsbauernführer, trat 1933 in die NSDAP und SS ein. Er war Leiter des von ihm geschaffenen SS-Rasse- und Siedlungshauptamts (RuSHA). In: Klee, Ernst: Das Personenlexikon zum Dritten Reich, S. 103.

[47] Alle vom Verfasser gekennzeichneten Zitate stammen aus der genannten Dissertation von Elise Käppel.

[48] Max Kappis (1881–1939), deutscher Chirurg.

der wissenschaftlichen Lehre an den Universitäten durch die nationalsozialistische Ideologie und Propaganda.

Nach einer relativ moderaten Einführung in das Thema werden schwere körperliche Missbildungen aufgeführt, die in unmittelbaren Zusammenhang mit „Hasenscharten und Gaumenspalten" gesetzt werden. Die Arbeit stellt ab auf die „angenommene Vererbbarkeit" der Lippen-, Kiefer- und Gaumenspalten. Zum Ende der Arbeit, bei der es sich im weitesten Sinne nur um eine erklärende Aufzählung handelt, wird vom Autor folgerichtig und konsequent auf das GVeN hingewiesen, darauf eingegangen und dessen Notwendigkeit beschworen. Auch wenn den Betroffenen die Notwendigkeit chirurgisch-ästhetischer Operationen zugestanden wird, „ist es zu begrüßen, daß die Regierung zu einer Maßnahme greift, die für den Betroffenen vielleicht hart sein mag, die aber zu ertragen ist und ertragen werden muß, wenn eine gesunde Nachkommenschaft heranwachsen soll."

Auch diese Arbeit ist vollkommen auf ihr propagandistisches Ziel, „die gesunde Nachkommenschaft", ausgerichtet, die allein erreichbar durch die angewendete Zwangssterilisation sei. Nur so sei das Regime in der Lage, einen „gesunden Volkskörper zu erschaffen."

Jakob Wittemann: „Chirurgische Missbildungen und ihre Bedeutung für das Gesetz zur Verhütung erbkranken Nachwuchses" (1937)

Jakob Wittemann verfasste 1937 seine Dissertation an der Chirurgischen Universitätsklinik Frankfurt am Main. Deren Vorstand war Victor Schmieden, seit 1933 „förderndes Mitglied der SS" und als Prodekan zuständig für die Gleichschaltung der ärztlichen Vereinigungen. Zum 70. Geburtstag wurde er von Hitler hochdekoriert und für seine Parteiarbeit belobigt.[49] Als Referenten fungierten Hubert Niessen und der Dekan der Universität, Max Gänsslen. Zu ihnen konnten keine weiteren Daten recherchiert werden. Die 38 Seiten um-

[49] Victor Schmieden (1874–1945), deutscher Chirurg. Zitiert nach Klee, Ernst: Das Personenlexikon zum Dritten Reich, S. 547.

fassende Arbeit liegt als Sonderdruck aus der Zeitschrift „Archiv für klinische Chirurgie", Bd. 190, Heft 3 (1937) vor.

Wittemann beginnt seine Dissertation mit einem Zitat Hitlers aus „Mein Kampf".[50] Dieses Zitat wird mehrfach an anderer Stelle zur Rechtfertigung der aus dem GVeN resultierenden Konsequenz, Merkmalsträger schwerer körperlicher Missbildungen mit Zwangssterilisation zu belegen, angeführt. Die Arbeit ist beinahe vollständig dem nationalsozialistischen Propaganda-Ton angelehnt. Formulierungen und Ausdrücke wie „gesunde Erbmasse", „Erbgesundheit" und „Unfruchtbarmachung" finden im Sinne des damaligen Sprachgebrauchs ihren Eingang.

Der Autor fährt fort mit § 1 Absatz 2 Ziffer 8 GVeN, der sich mit dem Begriff „schwere körperliche Mißbildung" auseinandersetzt und eine Definition zu formulieren versucht. In der Dissertation werden chirurgische Missbildungen, bei denen der Verdacht auf eine erbliche Übertragung besteht, erläutert und geprüft, ob sie im Sinne des GVeN als schwere erbliche körperliche Missbildung anzusehen sind und inwieweit ihre Träger „als erbkrank im Sinne des Gesetzes anzusehen sind."

Der Autor gibt an, sich auf Literaturstudien und „eigene" Untersuchungen zu stützen. Im weiteren Text folgt eine Aufzählung und „Einordnung" der im Gesetz genannten Missbildungen, die zu einer Zwangssterilisation führen sollten. Von unmittelbarem Interesse ist auch hier der zuvor genannte Punkt 8 der Gesetzespräambel (Lippen-Kiefer-Gaumenspalte), wenn auch nicht unmittelbar auf ihn fokussiert wurde. Bezugnehmend auf die Ursachen der Spaltbildungen im Gesichtsbereich kommt der Autor zum Schluss, dass von einer 100%igen Erblichkeit (80 % rezessiv, 20 % dominant) auszugehen wäre und diese so nachweisbar gewesen sei.

Er fordert „die Unfruchtbarmachung der Träger dieser Anomalie, selbst wenn bei ihnen die Missbildung nur in leichtem Grade ausgeprägt ist." Mit

---

[50] Adolf Hitler (1889–1945), deutscher Reichskanzler. Zitat aus seiner Schrift „Mein Kampf" (1925/26): „Wer körperlich und geistig nicht gesund und würdig ist, darf sein Leiden nicht im Körper seines Kindes verewigen. Der Staat muss dafür Sorge tragen, daß nur, wer gesund ist, Kinder zeugen darf."

dieser einzigen Schlussfolgerung macht sich der Verfasser die Propaganda der NSDAP mit ihren Ansichten zur „Erbreinheit" und „Aufartung" durch staatlichen Eingriff vollkommen zu eigen.

Martin Niedermeyer: „Über die Erblichkeit der Gaumen- und Lippenspalten" (1938)

Aus dem Zahnärztlichen Institut der Universität München stammt die fünfte Arbeit. Vorstand des Zahnärztlichen Instituts der Universität München war zur Zeit der Abfassung der Dissertation Peter-Paul Kranz, der bereits 1933 der NSDAP beigetreten war.[51] Kranz wurde 1935 Ordinarius der Medizinischen Fakultät München. Als Referent fungierte ein PD Dr. Schneider, zu dem keine näheren Angaben recherchiert werden konnten.

Der Verfasser beschreibt lediglich die formale Entstehung der Lippen-Kiefer-Gaumenspalte. Die Ursachen der Entwicklungshemmung im Einzelnen werden nicht gesondert betrachtet, weil „die Ansichten der Untersuchenden [hier] sehr auseinandergehen. Verschiedenartigkeit der Beobachtungen und wichtig erscheinende Beobachtungen haben eine Anzahl von Theorien verursacht [...]". Unterschiedliche Theorien werden beschrieben und ausgewertet. Gemeinsam ist ihnen nach Meinung des Verfassers, dass „die Lippen-Kiefer-Gaumenspalte durch mechanische Einwirkung der Eihäute, besonders des Amnions zustande kommt."

Anschließend findet sich eine Erklärung zum familiären Auftreten der Missbildung und zu ihrer Vererbung, verglichen mit einer Statistik ausgewählter Fälle. Der Autor gelangt zu der Schlussfolgerung, dass „eine Vererbung der Lippen-Kiefer-Gaumenspalte besteht und zwar unter Befolgung des dominanten wie recessiven Erbgangs." Er behauptet ohne weiteren Beleg, bei Lippen-Kiefer-Gaumenspalten-Patienten sei mit Sicherheit auch ein häufigeres Auftreten anderer Missbildungen nachzuweisen, mehr als es dem allgemeinen Durchschnitt entspräche.

---

[51] Peter-Paul Kranz (1884–1957), Zahnmediziner, Kieferchirurg und Hochschullehrer in München, seit1933 in der NSDAP, ab 1935 Ordinarius der Medizinischen Fakultät.

Eine „Unfruchtbarmachung“ wegen Wolfsrachen und Hasenscharte dürfe nur in Frage kommen, wenn die Sippenuntersuchung einen positiven Beweis für die Erbbedingtheit ergebe. Meist in Verbindung mit einem anderen Erbleiden müsse dabei dann zum Mittel der Sterilisation gegriffen werden. Die schwere Missbildung der Gaumenspalte sei als ein solcher Fall anzusehen, der vom GVeN als Grund zur Sterilisation vorgesehen sei.

Die Zwangssterilisation fungiert auch in dieser Arbeit als legitimes Mittel der Politik, regulierend in die Volksgesundheit eingreifen zu können.

Josef Mengele: „Sippenuntersuchungen bei Lippen-Kiefer-Gaumenspalte“ (1938)

Bei dieser Arbeit aus dem Universitäts-Institut für Erbbiologie und Rassenhygiene in Frankfurt am Main handelt es sich um die Dissertation des späteren SS-Lagerarztes von Auschwitz-Birkenau, Josef Mengele. Sie zählt zu den am häufigsten zitierten im Zusammenhang mit der Lippen-Kiefer-Gaumenspalten-Problematik im Dritten Reich. Das lässt sich nicht unbedingt auf die Qualität der Arbeit und ihrer Ergebnisse zurückführen, sondern eher auf den Bekanntheitsgrad des Verfassers im Zusammenhang mit nationalsozialistischen Untaten.

Direktor des Instituts war Ottmar Freiherr von Verschuer, Korreferent der Arbeit Victor Schmieden,[52] zu dessen Person schon an anderer Stelle berichtet wurde. Karl Brandt bezeichnet von Verschuer im Nürnberger Ärzteprozess als „den führenden Rassenhygieniker der NS-Zeit“.[53] Bekanntlich war dieser sehr tief in die Umsetzung „rassenhygienischer und erbbiologischer Ideologien“ der Nationalsozialisten und ihres Umfelds verstrickt. Trotzdem konnte er nach dem Krieg unbehelligt weiter „bevölkerungspolitische“ Studien betreiben und die dafür zuständigen Institutionen in der BRD leiten.

Mengele führt in seine Forschungsergebnisse ein mit den Worten: „[...] schon bevor es eine eigentliche Vererbungswissenschaft beim Menschen gab,

---

[52] Ottmar Freiherr von Verschuer (1896–1969), Rassenhygieniker und Erbbiologe.
[53] Karl Brandt (1904–1948), ranghöchster NS-Mediziner.

wurde von solchen Untersuchern die familiäre Häufung der LKG-Spalte beobachtet.“ Die Wiederentdeckung der Mendelschen Gesetze im Sinne des Sozialdarwinismus und eine auffällige Kasuistik familiärer Fälle lassen Mengele die Frage aufwerfen, inwiefern die Erblichkeit im Mittelpunkt der Erforschung der kausalen Genese der LKG-Spalte zu stehen habe. Er führt weiter über formalgenetische Vorgänge aus, bis hin zum Erbgang und zu den Manifestationsformen der Lippen-Kiefer-Gaumenspalte.

Er schließt eine ausführliche „Besprechung zuvor ausgewählter und typischer Sippentafeln“ an. Insgesamt werden 17 Sippen untersucht und ihre Ergebnisse vergleichend ausgewertet. Das Ergebnis lautet, streng wissenschaftlich formuliert: „Von den 17 untersuchten Sippen konnte in 8 Fällen die Erblichkeit durch Ermittlung eines weiteren Falles von Spaltbildungen im Bereich der Lippen, des Kiefers oder des Gaumens festgestellt werden [...] in ungefähr der Hälfte aller untersuchter Sippen ließ sich also die Erblichkeit nachweisen.“

Da das angestrebte Untersuchungsziel bei dieser ersten Untersuchung nicht erreicht wurde, erweitert der Verfasser den zugrunde gelegten Rahmen willkürlich um das Spektrum „sogenannter Kleinformen“ der Merkmale bei Lippen-Kiefer-Gaumenspalten. Es geht insbesondere um sogenannte Mikromanifestationen. So gelangt Mengele zu dem gewünschten Ergebnis, dass „sich also im Ganzen von 17 Sippen unter Berücksichtigung aller Manifestationsformen in 13 Sippen die Erblichkeit des Merkmals LKG-Spalten nachweisen ließ.“

Seiner Ansicht nach belegt Mengele durch seine Forschungsergebnisse in den Sippen von Lippen-Kiefer-Gaumenspaltträgern eine überdurchschnittliche Häufigkeit von Entwicklungs- und Differenzierungsstörungen. Das greift einer späteren These voraus, Lippen-Kiefer-Gaumenspaltenträger seien häufig mit anderen Begleitmerkmalen in Form von Entwicklungsstörungen behaftet. Mengele verzichtet darauf, auf das GVeN im Einzelnen einzugehen und eine entsprechende Forderung nach unbedingter Umsetzung in seiner Arbeit aufzustellen. Allein die Tatsache, dass die Arbeit an dem „renommiertesten“ Institut zur Rassenforschung und Rassenbiologie im Deutschen Reich in Auftrag gegeben wurde, lässt ihr Ergebnis jedoch wichtig genug erscheinen, bei den betroffenen Stellen den nötigen Eindruck zu hinterlassen.

Walter Burchhardt: „Erblehre und Zahnheilkunde" (1935)

Der Zahnarzt Walter Burchhardt verfasste seine Dissertation 1935 am Hygienischen Institut der Universität Köln unter dem damaligen Direktor Reiner Müller.[54] Dieser war in diesem Fall auch Korreferent, ein weiterer Referent war Karl Ludwig Pesch. Neben Müller war auch Pesch eine im Nationalsozialismus einflussreiche Persönlichkeit, was sich in seinen verschiedenen beruflichen Tätigkeiten widerspiegelte.[55]

Für die inhaltliche Auswertung konnte nur auf eine vom Verfasser geschriebene Zusammenfassung und eine Schlussbemerkung zurückgegriffen werden. Festzustellen ist, dass sich diese Arbeit nicht unmittelbar mit dem Thema Lippen-Kiefer-Gaumenspalte im Zusammenhang mit dem GVeN auseinandersetzte. Dennoch muss ihr in diesem Zusammenhang ein wichtiger Stellenwert eingeräumt werden, denn sie zeigt sehr anschaulich, wie sich jede Form medizinischer Wissenschaft und Disziplin mit „Vererbungstatsachen" und Anomalien im Zusammenhang mit der „Erblichkeitsfrage" auseinanderzusetzen hatte.

Der Verfasser gibt einen Überblick über das den Zahnarzt interessierende Schrifttum, soweit hierin „erbbiologische" Fakten und Fragen zugrunde liegen. Die von ihm angeführten Arbeiten sollen eine Grundlage für die zahnärztliche Vererbungsforschung der Zukunft bilden. Dabei müsse die „Art des Erbgangs, (Dominanz, Rezessivität, Polymerie, multiple Allelie usw.) für jede einzelne Anomalie zu klären sein."

Die Ergebnisse der zahnärztlichen Vererbungsforschung, so fordert der Autor, sollten nicht nur für die zahnärztliche Tätigkeit von großer Bedeutung sein, sondern auch die gesamte menschliche Vererbungsforschung befruchten.

---

54 Reiner Müller (1895–1953), Hygieniker. Siehe auch Dissertation Maaßen.

55 Karl Ludwig Pesch (1889–1941), Hygieniker, 1930 ao. Professor der Universität Köln, Direktor des Museums der Volkshygiene, rassenhygienische Vorträge über „Erbkrankheiten als völkische Gefahr" und Judentum „Der Jude wirkt immer zersetzend", 1940 Lehrstuhl Deutsche Karls-Universität Prag. In: Klee, Ernst: Das Personenlexikon zum Dritten Reich, S. 454.

In diesem Zusammenhang erinnert er an die bereits nachgewiesene Korrelation zwischen erblichen Zahnanomalien und geistigen Erbkrankheiten.

Helga Britten: „Beitrag zur Kenntnis der Vererbung von Hasenscharten und anderen Missbildungen an Hand zweier Sippentafeln" (1941)

Die achte Arbeit wurde am Pathologischen Institut des Städtischen Krankenhauses Aachen verfasst. Als Institutsvorstand wird Georg Wehrsig angegeben, zu dem keine weiteren Daten erhoben werden konnten. Als Beisitzer fungierte der Dekan der Universität, Rudolf Stich, als Berichterstatter Georg Benno Gruber.[56] Zu ihm ließ sich nur seine Tätigkeit als „Rassekundler" finden. Der Chirurg Stich war als beratender Wehrmachtarzt und Ordinarius an der Universität Göttingen tätig. Er zeigte schon früh eine Nähe zum Nationalsozialismus, die sich in seinen Mitgliedschaften in verschiedenen Organisationen niederschlug. Er war Parteimitglied der NSDAP und Mitglied der SA.[57]

Die 17 Seiten umfassende Arbeit wurde als Dissertation an der Medizinischen Fakultät der Georg-August-Universität Göttingen im Jahr 1941 vorgelegt. Das Eingangskapitel steht unter der Überschrift: „Gesetz zur Verhütung erbkranken Nachwuchses (Was will das Gesetz – was ist eine Missbildung – was versteht man unter vererbbarer Missbildung?)". Hier führt die Autorin aus, dass nach damaligem Wissensstand durch ausgedehnte Kenntnisse der Vererbungswissenschaft vielfach die Beschaffenheit der Nachkommen in geistiger und körperlicher Hinsicht schon vorausgesagt werden könne. „Auf diese tatsächlich möglichen Voraussagen baut auch das Gesetz zur Verhütung erbkranken Nachwuchses vom 14. Juli 1933 auf, das auch bei gewissen Missbildungen in Kraft tritt."

---

56 Georg Benno Gruber, Pathologe und Rassenkundler, Medizinische Fakultät der Universität Göttingen (siehe Dissertation Helga Britten, Göttingen 1941).

57 Rudolf Stich (1875–1960), deutscher Chirurg, Ordinarius in Göttingen, seit 1937 in der NSDAP, SA-Sanitätssturmbannführer, 1939–1945 Dekan, Vorstand der deutschen Gesellschaft für Chirurgie, beratender Wehrmachtsarzt. Zitiert nach Klee, Ernst: Das Personenlexikon zum Dritten Reich, S. 603.

Die Autorin geht im nächsten Abschnitt kurz auf die in der Bevölkerung herrschenden Ängste und Bedenken bezüglich der im GVeN geforderten Zwangssterilisation bei „Merkmalsträgern" als Betroffenen ein. Dieser Aspekt bleibt in anderen Arbeiten zu diesem Thema eher unerwähnt.

> „Zunächst hat die Einführung des Gesetzes bei vielen Leuten Angst und Bestürzung hervorgerufen und es führte dann dazu, dass man kleine Missbildungen und Dinge, die aus der Familie darauf hinwiesen, zu vertuschen suchte."

Eine inhaltliche Zusammenfassung der Grundsätze und Ideen ihres „verehrten Lehrers" Gruber, der sich auch auf dem Gebiet der Erforschung der „Missbildungen" hervorgetan habe, führt zu einer ersten Stellungnahme zu den im GVeN beschriebenen Missbildungen „Hasenscharte" und „Wolfsrachen". Sie zeigt das Problem der Umsetzung des Gesetzestextes in der Praxis auf:

> „Im Verhältnis zu den anderen Missbildungen besteht hier die Schwierigkeit, dass der alleinige Nachweis der Diagnose nicht genügt. Es muss die Erblichkeit ebenfalls nachgewiesen werden [...]".

Weiterhin bezieht sie sich auf die damals die Wissenschaft beherrschenden „obersten deutschen Rassenhygieniker" von Verschuer und Karl Astel.[58] Beide betonen in ihren von Britten zitierten Ausführungen ohne Umschweife, die Gesamtvererbungslage dieser „schwersten körperlichen Missbildung" der offenen Lippen-Kiefer-Gaumenspalten-Träger falle unter das „Gesetz". Ausgehend davon, dass neben der Lippen-Kiefer-Gaumenspalte als alleiniges Merkmal noch gehäuft andere Missbildungen beschrieben wurden, legt die Autorin

[58] Karl Astel (1898–1945), Rassenhygieniker und SS-Standartenführer (1942), ab 1933 Präsident des „Thüringischen Landesamtes für Rassewesen", Juni 1934 Lehrstuhl und Direktor der „Universitätsanstalt für Menschliche Züchtungslehre und Vererbungsforschung", 1937 Vorschlag der „Tötung von Verbrechern, auch wenn sie noch nicht selbst einen Menschen getötet haben", 1938 über Konzentrationslager: „Zehntausende von schlimmen Ballastexistenzen werden auf diese Weise ... unschädlich gemacht und in beträchtlichem Maße sogar nutzbringend verwendet." Ab 1939 Rektor, Leiter der Gauamtsstelle des Rassenpolitischen Amtes der NSDAP. Mitherausgeber der Zeitschrift „Volk und Rasse". In: Klee, Ernst: Das Personenlexikon zum Dritten Reich, S. 20.

den Sektionsbericht eines vier Tage alten männlichen Säuglings vor, in dem dieser als mit „neben der bereits genannten Lippen-Kiefer-Gaumenspalte mit einem zusätzlichen Merkmal, einem ‚Klumpfuss behaftet'", beschrieben wird.

Ebenfalls wird auf einen weiteren Sektionsbericht eines weiblichen Patienten verwiesen, genauer auf ein Mädchen, dessen Zusammenfassung die Autorin zu der Feststellung führt, „[...] mal genauere Nachforschungen anzustellen, um etwas über den Erbgang der Lippen-Kiefer-Gaumenspalten beizutragen und nachzuforschen, ob nicht noch andere Missbildungen mit der Hasenscharte zusammen auftreten; denn es ist eine bekannte Tatsache, dass die Hasenscharten – Wolfsrachen häufig mit anderen Veränderungen auftreten". Britten gelingt es, auch diese Hypothese zu „beweisen", eben anhand der „Sippentafeln" der beiden von ihr verglichenen Familien.

Die Arbeit endet, den vorangegangenen Hypothesen entsprechend, in der Zusammenfassung:

> „Zur Beobachtung kamen ein Knabe und ein Mädchen mit Wolfsrachen. Nach dem Erforschen der genauen Anamnese stellte ich die beiden Sippentafeln zusammen. An Hand dieser Aufstellung ergab sich, hinsichtlich des Erbganges des Hasenscharte-Wolfsrachen ein unregelmässig dominanter Erbgang; das gleiche konnte ich für den Klumpfuss feststellen, mit dem der Knabe noch behaftet war. Ferner war ein Zusammentreffen der L.-K.-Gaumenspalte mit anderen Missbildungen wie Syndaktalie und dem oben erwähnten Klumpfuss nachweisbar."

Britten äußert sich abschließend nicht dazu, ob sie tatsächlich eine Zwangssterilisation im Fall einer körperlichen Missbildung, wie die Lippen-Kiefer-Gaumenspalte sie nach der Gesetzeslage 1941 darstellte, befürwortet. Da sie aber in ihrem Text zwei bekannte Vertreter und Befürworter der nationalsozialistischen Rassentheorien anführt, kann man davon ausgehen. Damit entspricht sie dem damaligen Wissenschaftsstand und den rassenhygienischen Ansichten der „forschenden" Medizin.

2.1. Operationsverfahren zur Lippen-Kiefer-Gaumenspalte im historischen Rückblick

Arbeiten zu Operationsverfahren der Lippen-Kiefer-Gaumenspalte, die den propagandistischen Zweck eher vernachlässigen, sind folgende sechs Dissertationen:

1. Albert Eickhoff: „Die Geschichte der Erkenntnis und der Operation der Hasenscharte" (1936)
2. Klaudius Tams: „Lippen-Kiefer-Gaumenspalte. Therapie und Ergebnisse" (1938)
3. Karl Pippig: „Die Gaumenspaltenoperationen und Darstellung eines nach der Methode Rosenthal operierten Falles" (1937)
4. Gerhard Liebmann: „Erstergebnisse einer Reihe von Gaumenspalt-Operationen nach Axhausen" (1938)
5. Hilde Kamerling: „Über die Gaumenspalte" (1936)
6. Otto Kahle: „Beitrag zur Therapie der Lippen-Gaumenspalten" (1936)

Albert Eickhoff: „Die Geschichte der Erkenntnis und der Operation der Hasenscharte" (1936)

Die Arbeit von Eickhoff stammt aus dem Institut für Geschichte der Medizin der Medizinischen Akademie zu Düsseldorf, deren Direktor Wilhelm Haberling war.[59] Diesem wurde durch verschiedene Autoren eine gedankliche Nähe zum nationalsozialistischen Gedankengut attestiert. Das Thema seiner Arbeiten umkreiste den Komplex „Kampf gegen das internationale Judentum in der Heilkunde".

Diese Arbeiten wurden dem Reichsinstitut für „Geschichte des Neuen Deutschland" zur Verfügung gestellt, welches unter Leitung von Walter Frank stand. Die Arbeit des promovierenden Albert Eickhoff wurde 1936 in Düs-

[59] Haberling, Wilhelm (1871–1940), „Medizinhistoriker. 1923–1939". Aus: Voswinckel, P.: Art. Wilhelm Haberling. In: Voswinckel, Peter (Hrsg): Biographisches Lexikon der hervorragenden Ärzte der letzten 50 Jahre. Bd. 3, Nachträge und Ergänzungen, Hildesheim 2002, S. 569.

seldorf vorgelegt. Es handelt sich um eine rein deskriptive, den historischen Hintergrund beleuchtende Arbeit, die die unterschiedlichen Operationsmöglichkeiten und die Geschichte der „Hasenscharte" in ihrer speziellen Entwicklung aufzeigt.

Zur Einordnung der Arbeit genügt es, kurz auf die inhaltliche Übersicht einzugehen. Im ersten Kapitel zur „Geschichte der Mißbildungen" wird ein historischer Abriss über das Auftreten der Erkrankung gegeben. Im zweiten Kapitel „Entwicklungsgeschichte des Kopfes mit Hinblick auf die Hasenscharte" findet man anatomische und anthropologische Grundlagen, die das dritte Kapitel „Das Zwischenkieferbein" ergänzt. Erst das vierte Kapitel geht speziell auf die Ätiologie der Missbildungen im Kopf-Halsbereich ein, es trägt daher den Titel „Die Ätiologie der Mißbildungen, besonders der Hasenscharte". Einen Abschluss findet die Arbeit im Schlusskapitel über „Die Operationsmethoden der Hasenscharte". Interessant am letzten Kapitel ist, dass es sich um eine zusammenfassende Darstellung der damals gängigen operativen Vorgehensweise handelt. Hier kann man sich einen guten Überblick über die verschiedenen „Schulen" der Operateure im Deutschen Reich verschaffen.

Klaudius Tams: „Lippen-Kiefer-Gaumenspalte. Therapie und Ergebnisse" (1938)

Die von Klaudius Tams vorgelegte Arbeit stammt aus der Zahnärztlichen Universitätsklinik und Poliklinik Hamburg, deren Direktor zur Zeit der Abfassung (1938) Eduard Precht war.[60] Als Berichterstatter assistierte Heinrich Fabian.[61] Sowohl Precht als auch sein Kollege Fabian sind, was ihre Beteiligung an der Umsetzung nationalsozialistischer rassenideologischer Gedanken angeht, als Exponenten ihrer Zeit anzusehen. Beide gehörten verschiedenen parteigesteu-

---

[60] Eduard Precht (1893–1938), Ordinarius der Zahnheilkunde in Hamburg, seit 1933 Mitglied der SA, seit 1937 der NSDAP. In: Klee, Ernst: Das Personenlexikon zum Dritten Reich, S. 471.

[61] Heinrich Fabian (1889–1970), Zahnmediziner und SS-Untersturmführer, seit 1933 Mitglied der NSDAP und der SS, des NS-Ärztebunds, des NS-Dozentenbunds und Funktionär der Deutschen Christen, ab 1940 ao. Professor an der Universität Hamburg. In: Klee, Ernst: Das Personenlexikon zum Dritten Reich, S. 143.

erten Organisationen wie der SA, der NSDAP, der SS, dem NS-Ärztebund und dem NS-Dozentenbund an, die mit der Durchsetzung des rassistischen Gedankenguts eindeutig in Verbindung gebracht werden können.

Tams berichtet über Ergebnisse von Operationen, die an der Kieferklinik der Zahnärztlichen Universitätsklinik Hamburg an Spaltträgern vorgenommen wurden. Eingangs begründet er seine Motivation zum Verfassen der Arbeit mit der „großen Bedeutung", die den Spaltbildungen hinsichtlich der Rassenpflege und der damit zusammenhängenden Gesetzgebung zukomme. Dabei geht er auf die Entstehung, die Auswirkungen und die Vererbung solcher Missbildungen ein und stellte sie in einen Zusammenhang mit der legalisierten Zwangssterilisierung der mit einem solchen Leiden Behafteten.

Die Lippen-Kiefer-Gaumenspalte wird in der Dissertation historisch als eine Missbildung begründet. Das Leiden wird beschrieben und der Verfasser führt dann hin zu einer kurzen medizinhistorischen Stellungnahme und zur erforderlichen Einordnung der „Merkmalsträger" hinsichtlich des GVeN. „In bevölkerungspolitischer und erbbiologischer Hinsicht sind diese Leiden als körperliche Mißbildungen im Sinne des Gesetzes anzusehen", führt er aus und fährt fort mit der Frage, „ob Spaltträger unter das Sterilisierungsgesetz fallen." Er bejaht dies einschränkend, da nämlich doch „die Unfruchtbarmachung bei Spaltträgern vom Erblichkeitsnachweis im Einzelfall abhängt."

Insgesamt werden 17 Fälle der Hamburger Klinik eingehend besprochen und ausgewertet. Er gelangt zu dem Schluss:

> „Durch die Zusammenarbeit des Chirurgen, des Zahnarztes und des Sprachheilpädagogen ist in den meisten Fällen ein guter Erfolg bei der Lippen-Kiefer-Gaumenspaltenoperation zu erwarten."

Historisch interessant sind an dieser Arbeit die vergleichende Darstellung der gängigen Operationsmethoden und das Vorgehen der einzelnen Schulen, hier die Vorgehensweise an der Norddeutschen Kieferklinik.

Karl Pippig: „Die Gaumenspaltenoperationen und Darstellung eines nach der Methode Rosenthal operierten Falles" (1937)

Karl Pippig veröffentlichte 1936 in Erlangen seine Dissertation. Damaliger Direktor der Erlanger Universitätsklinik für Ohren-, Nasen- und Kehlkopfkrankheiten war Fritz Specht,[62] seit 1932 Mitglied der NSDAP und seit 1934 Ordinarius und Rektor der Universität Erlangen. In dieser Funktion gehörte er auch als SS-Hauptsturmführer dem „Rasse- und Siedlungsamt" an.

Die Dissertation beschreibt anhand einer Operation an der Erlanger Universitätsklinik die grundlegenden Unterschiede der bekannten gängigen Operationsmethoden der Operateure Georg Axhausen, Bernhard von Langenbeck und anderer deutscher Kieferchirurgen, um dann ausführlich auf die Methode Rosenthal einzugehen. Anhand des Erlanger Operationsprotokolls der am 7. April 1934 durchgeführten Operation stellt der Autor fest:

> „Bei der nun durch Herrn Professor Dr. Specht vorgenommenen Operation erfolgte die Naht des weichen Gaumens und, wie schon oben beschrieben, das Einnähen des Rosenthalschen Lappens aus der hinteren Pharynxwand [die Verwendung und Gestaltung der sogenannten Rosenthalschen Plastik ist der entscheidende Unterschied bei der Behandlung und Operation der unterschiedlichen Methoden. S. P.]. Am Schlusse der Operation erschien das Ergebnis derselben sehr gut. [...] Die Rosenthalsche Plastik zeigt auch hier, wie in anderen, von verschiedenen Chirurgen berichteten Fällen, ihren Vorteil, der die Möglichkeit bietet, bei sorgfältiger Ausführung ein in jeder Beziehung befriedigendes Ergebnis zu erzielen."

Gerhard Liebmann: „Erstergebnisse einer Reihe von Gaumenspalt-Operationen nach Axhausen" (1938)

Unumstritten hinsichtlich seiner Operationsmethoden war Georg Axhausen, dessen Tätigkeit die vierte der hier vorgestellten Dissertationen gewidmet ist.

---

62 Fritz Specht (1890–1972), Hals-Nasen-Ohrenarzt, seit 1932 Mitglied der NSDAP, seit 1934 Ordinarius und Rektor in Erlangen, SS-Hauptsturmführer beim „Rasse- und Siedlungshauptamt". In: Klee, Ernst: Das Personenlexikon zum Dritten Reich, S. 590.

Sie stammt aus der Orthopädischen Heil- und Lehranstalt Anna Stift e. V. Hannover mit dem Chefarzt Kurt Lindemann, und dem Städtischen Krankenhaus Siloah Hannover mit dem Chefarzt Hermann Nicolaus. Die Arbeit wurde 1938 vorgelegt von Gerhard Liebmann an der Georg-August-Universität Göttingen, deren Dekan Peter-Paul Krantz war.

Als Mitberichterstatter der Dissertation zeichnete wieder Rudolf Stich verantwortlich. Berichterstatter war außerdem der 1935 zum Leiter der Westdeutschen Kieferklinik avancierte Lindemann. Insgesamt beschäftigt sich die Arbeit, wie der Titel vermuten lässt, mit der Operationsmethode von Axhausen,[63] der an der Berliner Charité tätig war. Der Verfasser führt aus, dass Axhausen seine Methode der Spaltkorrektur aus dem Vorgehen des Chirurgen Langenbeck entwickelt habe.

Insgesamt 42 Fälle aus den beiden genannten Krankenhäusern werden hinsichtlich ihres Langzeitergebnisses und des Operationsverlaufs verglichen. Die Axhausen-Technik wird als großer Fortschritt in der Chirurgie der Gaumenspalten beschrieben, wenn auch der technische Aufwand für den Operateur als hoch angesetzt werden müsse. Somit nahm diese Operationsmethode gegenüber anderen Genannten durchaus eine Sonderstellung ein.

Hilde Kamerling: „Über die Gaumenspalte“ (1936)

Diese Arbeit wurde 1936 in Berlin an der Friedrich-Wilhelms-Universität am Zahnärztlichen Institut der Universität Berlin vorgelegt. Als Referent ist Albert Köhler angegeben,[64] als Korreferent fungierte Georg Axhausen.

Diese Dissertation verdient Beachtung, weil hier neben dem Hauptreferenten Köhler der 1936 sehr bekannte und bereits international beachtete Axhausen beurteilend tätig war. Die Arbeit beginnt mit einem Zitat von Wolfgang Rosenthal, welches einem Vortrag vor Teilnehmern der 71. Tagung der

63 Georg Axhausen (1877–1960), deutscher Chirurg.

64 Albert Köhler (1850–1936), deutscher Sanitätsoffizier und Hochschullehrer.

Deutschen Gesellschaft für Zahn-, Mund- und Kieferheilkunde im Oktober 1934 entnommen wurde.[65]

In der Ausführung wird ein Überblick über die Entwicklungsgeschichte und die Arten von Gaumenspalterkrankungen in ihrer körperlichen Ausbildung, die Behandlungsmethoden und insbesondere ihre funktionellen Erfolge vermittelt. Dass, wie auch in der vorangegangenen Dissertation, kein Verweis auf die herrschende Gesetzeslage erfolgt, mag vielleicht daran gelegen haben, dass Axhausen für seine, allerdings nur bedingt, ablehnende Haltung gegenüber der vom GVeN geforderten Zwangssterilisation der Merkmalsträger bekannt war und daher keinen Wert auf eine solche gesonderte Feststellung legte.

Otto Kahle: „Beitrag zur Therapie der Lippen-Gaumenspalten" (1936)

Aus dem Staatlichen Krankenhaus I zu Hannover, dessen Direktor damals Max Kappis war, stammt die sechste Dissertation.[66] Der Verfasser Otto Kahle war bereits praktizierender Zahnarzt in der Kleinstadt Wunstorf bei Hannover.

Der Direktor des Staatlichen Krankenhauses 1 in Hannover war seit 1935 Lehrstuhlinhaber für Chirurgie an der Universität Würzburg. Zuvor war er in Hannover am genannten Staatlichen Krankenhaus tätig gewesen. Nachgewiesenermaßen war er, wie viele andere Lehrstuhlinhaber führender deutscher Universitäten, in seiner wissenschaftlichen Tätigkeit nicht unerheblich der NS-Ideologie zugewandt und ließ sich von diesen Gedanken beeinflussen.

Die von Kahle 1936 verfasste Dissertation enthält eine anatomisch rein funktionell und physiologisch orientierte Beschreibung der Entwicklungsge-

---

65 Wolfgang Rosenthal (1882–1971), deutscher Chirurg, seit 1930 ao. Professor in Leipzig, seit 1933 Mitglied der NSDAP, förderndes Mitglied der SS, seit 1935 im NS-Lehrerbund und NS-Ärztebund, seit 1936 ao. Professor in Hamburg, Vorsitzender der Gesellschaft für Kiefer- und Gesichtschirurgie. 1937 wegen jüdischem Großvater Entzug der Lehrbefugnis, 1943 [auf Betreiben Rosenthals, S. P.] revidiert und seit 1950 Professor mit Lehrstuhl an der Humboldt Universität, 1955 Nationalpreis der DDR, 1964 Titel „Hervorragender Wissenschaftler des Volkes" (siehe auch Verweis Uebermuth, Herbert). In: Klee, Ernst: Das Personenlexikon zum Dritten Reich, S. 508.

66 Max Kappis (1881–1938), deutscher Chirurg.

schichte des Kopfes und insbesondere des Gesichtsschädels. Diese dient als Ausgangspunkt, um einzelne Therapiemöglichkeiten – der damaligen Zeit und dem Wissensstand angepasst – zu diskutieren und eingehend zu beschreiben.

Die Arbeit zeigt sehr deutlich, wie der damalige chirurgische Therapieansatz basierend auf der historischen Entwicklung und der angestrebten chirurgischen Vervollkommnung realisiert wurde, ohne den Stand der Forschung zu diesem sensiblen Thema zu vernachlässigen, wenngleich der Verfasser nur indirekt beschreibend darauf eingeht.

Der historische Rückblick über die Herangehensweise mündet in der Beschreibung der Operationsmethoden, wie Schmerzbetäubung durch Narkose, und den Ansichten führender deutscher Spaltoperateure im Entstehungsjahr der Arbeit. Nachfolgend wird auf die unterschiedlichen Operationsmethoden eingegangen und daran anschließend werden drei Fälle aus dem Staatlichen Krankenhaus I zu Hannover beschrieben, ausgewertet und vorgestellt.

Eine Bezugnahme und ein Abgleichen des Textes mit der Gesetzeslage hinsichtlich des GVeN findet auch in dieser Arbeit nicht statt. Man erfährt nicht, wie sich der Autor oder der Referent der Arbeit zur Zwangssterilisation stellten.

2.2. NS-Propagandaschriften zur Lippen-Kiefer-Gaumenspalte

Zum Abschluss sollen einige propagandistische Schriften angeführt und als Betrachtung zum Thema eingeordnet werden. Sie standen in unmittelbarem Zusammenhang mit der Umsetzung des GVeN und seiner propagandistischen Auswertung durch einschlägige Autoren.

Auf einen Teil dieser Arbeiten wurde bereits im vorigen Kapitel eingegangen. Die Auswahl erhebt keinen Anspruch auf Vollständigkeit. Sie zeigt aber hinsichtlich der thematischen Vielfalt, wie sehr und wie eindringlich ihre staatlich gelenkte Verbreitung in zum Teil sehr persönliche Bereiche der Bevölkerung stattfand. Im Wesentlichen folgte die nationalsozialistische Propaganda bestimmten Grundmustern und Leitlinien und bekannte sich zum manipulativen Umgang mit Objektivität und Wahrheit. Beharrlichkeit und Wiederholung sollte zum Erfolg führen, nicht aber die wissenschaftlich aufbereitete Durchdringung des Themas und der durch den Propagandisten zu reproduzierenden Schlussfolgerungen.

Der Philologe Victor Klemperer kommt zu dem Ergebnis, dass die Rhetorik der Nationalsozialisten die Menschen weniger durch einzelne Reden beeinflusst habe, als vielmehr durch die staccatoartige Wiederholung der immer gleichen, mit nationalsozialistischen Vorstellungen besetzten ideologischen Begriffen und Truismen.[67]

Die hier recherchierten Schriften stehen also beispielhaft für eine Unzahl ähnlicher zu diesem Thema:

1. Martin Staemmler: „Die Auslese im Erbstrom des Volkes“ (1939)[68]
2. Martin Staemmler: „Deutsche Rassenpflege“ (1941)[69]
3. Karl Astel: Vorwort zur Dissertation von Heinz Krebs: „Untersuchungen zur Vererbung der Lippen-Kiefer-Gaumenspalte in 143 Sippschaften“ (1940)[70]
4. Arthur Wiessmann: „Ueber die Sterilisierung Minderwertiger in Deutschland“ (1932)[71]
5. Fritz Reuter: „Aufartung durch Ausmerzung“ (1936)[72]

---

67 Victor Klemperer (1881–1960), deutscher Philologe und Intellektueller jüdischer Herkunft, hat sich in seinen „heimlichen Notizen“ (Notizbuch eines Philologen – „LTI“ = Lingua Tertii Imperii) mit dem Sprachduktus des Dritten Reichs und in seinen Tagebüchern („Ich will Zeugnis ablegen“) mit seinen Alltagserfahrungen während des Nationalsozialismus auseinandergesetzt.

68 Staemmler, Martin: Die Auslese im Erbstrom des Volkes. Zentralverlag der NSDAP, Berlin 1939.

69 ders.: „Deutsche Rassenpflege“, in: Tornisterzeitschrift des Oberkommandos der Wehrmacht. Abt. Inland, Staatsbibliothek Berlin, Unter den Linden, Krieg 1939, 1023a–29.

70 Heinz Krebs: „Untersuchung zur Vererbung der Lippen-Kiefer-Gaumenspalte in 143 Sippschaften“. Diss., Jena, Berlin 1940.

71 Artur Wissmannn: „Ueber die Sterilisierung Minderwertiger in Deutschland“. Diss., Gießen 1932.

72 Fritz Reuter: Aufartung durch Ausmerzung. Berlin 1936.

6. Friedrich Wilhelm Schmidt: „Sterilisation und Euthanasie" (1933)[73]
7. Otto Schmierer: „Sünde am Volk" (1934)[74]
8. Fritz Specht: „Politische Hochschule!" (1935)[75]
9. Hellmuth Unger: „Vom Siegeszug der Heilkunde. Großtaten der Medizin" (1936)[76]

Martin Staemmler: „Die Auslese im Erbstrom des Volkes" (1939)

Bei der von Staemmler vorgelegten Schrift handelt es sich um einen Artikel aus den „Nationalsozialistischen Schulungsschriften", Heft 4/1939. Diese Hefte wurden vom „Beauftragten des Führers" herausgegeben und dienten zur Überwachung der „gesamten geistigen und weltanschaulichen Schulung und Erziehung der NSDAP".

Staemmler (1890–1970) war ein deutscher Mediziner im Dienst der nationalsozialistischen Rassenpolitik und Mitherausgeber der nationalsozialistischen Propagandaschrift „Volk und Rasse". In diesem unmittelbar vor dem Ausbruch des Zweiten Weltkriegs veröffentlichten Artikel geht es um bekanntes rassenidiologisches Gedankengut der NSDAP und des Rasseamtes. Er beschäftigt sich mit der Auslese (Auswahl) von Gutem und Schlechtem, Wertvollem und Wertlosem und letztlich Brauchbarem und Unbrauchbarem.

In einer eindringlichen, auf niedrigstem propagandistischem Niveau gehaltenen Auseinandersetzung kommt der Autor dann zum Kern seiner gedanklichen Niederlegungen. Es geht um den biologischen oder besser gesagt um einen erbbiologischen gedanklichen Hintergrund, dem die Menschheit unterliege. Dieser müsse unmittelbar zum GVeN führen und dessen unbedingter Notwendigkeit, um ein starkes Volk zu stützen und zu erschaffen. „Unser Zuchtziel ist der gesunde deutsche Mensch."

---

73 Friedrich Wilhelm Schmidt: Sterilisation und Euthanasie. Gütersloh 1933.
74 Otto Schmierer: Sünde am Volk. Oehringen 1934.
75 Fritz Specht: „Politische Hochschule!", in: Erlanger Universitätsreden 19, Erlangen 1935.
76 Unger, Hellmuth: Vom Siegeszug der Heilkunde. München 1936.

Die Notwendigkeit und Unabdingbarkeit werden textlich propagandistisch ausgeformt und wiederholt präsentiert. Das verlorengegangene „Zuchtziel" solle beschworen werden durch die Umsetzung des GVeN. Interessant an diesem Artikel ist sein Erscheinungstermin; er wurde noch unmittelbar vor dem Beginn des Krieges der breiten Öffentlichkeit zugänglich gemacht.

Martin Staemmler: „Deutsche Rassenpflege" (1941)

Bei der zweiten von Staemmler veröffentlichten Schrift handelt es sich um eine „Tornisterschrift" des Oberkommandos der Deutschen Wehrmacht. Die Bezeichnung erklärt den Zweck der Schrift: Der Wehrmachtssoldat sollte fern der Heimat mit ideologischem Gedankengut nicht unversorgt bleiben. Es war sozusagen eine Gebrauchsanweisung und Anleitung, wie mit den Unterjochten und Versklavten, den „Untermenschen", umzugehen sei – ideologisch verbrämter Genozid.

Der Text setzt auf die „Mitverantwortung des deutschen Volkes", hier in Person des Wehrmachtssoldaten, dem deutschen Volk eine Zukunft zu schaffen. Rassenpflege sei als Politik im wahrsten Sinne des Wortes zu begreifen unter dem Gesichtspunkt, dem Volk eine bessere Zukunft und eine genealogische Reinerhaltung zu gewährleisten.

Karl Astel: Vorwort zur Dissertation von Heinz Krebs: „Untersuchungen zur Vererbung der Lippen-Kiefer-Gaumenspalte in 143 Sippschaften" (1940)

Dieses Vorwort zu einer Dissertation wurde vom führenden Rassenideologen Karl Astel 1940, ein Jahr nach Kriegsbeginn, verfasst. Die ideologische Wucht, die hinter dieser Abfassung steckt, ist gerade wegen des Krieges ungebrochen und verfehlt ihre Wirkung beim Leser nicht. Der Verfasser war zu dieser Zeit als amtierender Präsident des Thüringischen Landesamts für Rassewesen in Weimar und Jena tätig und im „Nebenamt" in richterlicher Funktion am Erbgesundheitsgericht Jena beschäftigt. Durch seine ideologische Tätigkeit in seinem beruflichen Umfeld war er verantwortlich für unzählige Zwangssterilisationen in den Jahren von 1934 bis 1945.

Die eigentliche Dissertation wurde von einem Mediziner namens Heinz Krebs im Jahr 1940 an der Friedrich-Schiller-Universität Jena vorgelegt. Sie untersuchte die Vererbung der Lippen-Kiefer-Gaumenspalte „in 143 Sippschaften". Astel war auf diese Arbeit aufmerksam geworden, weil sie in Jena vorgelegt worden war und der Autor um ein Vorwort von ihm gebeten hatte.

Inhaltlich geht es nur um die im üblichen Stil geführte Auseinandersetzung, die auch auf breiter Ebene unter deutschen Operateuren der Lippen-Kiefer-Gaumenspalte zu strittigen Ansichten führte: ob auch leichtere Ausprägungsformen, die chirurgisch einfach korrigiert werden konnten, im Wesentlichen nicht doch zu der im GVeN vorgesehenen Zwangssterilisierung der Betroffenen führen sollten. Hierzu führt der Verfasser einen Vergleich der Erkrankung mit einem von den Nationalsozialisten als „Schwachsinn" bezeichneten Geisteszustand an, um in der Schlussfeststellung zu enden, dass natürlich jede Form der Lippen-Kiefer-Gaumenspalte zur Zwangssterilisierung der „Behafteten" führen müsse, um einer „Ausmerze" dieses „Gebrechens" und der natürlichen Auslese auf dem Weg zur einer gesunden Volksgemeinschaft nicht im Weg zu stehen.

Dieses Vorwort zu einer medizinischen Dissertation zeigt in erschreckender Weise, wie sehr es den Nationalsozialisten gelungen war, selbst ein rein wissenschaftliches Thema aus dem Medizinbereich mit nationalsozialistischer Propaganda zu durchdringen und für rassenpolitische Zielsetzungen in Anspruch zu nehmen.

Arthur Wiessmann: „Ueber die Sterilisierung Minderwertiger in Deutschland" (1932)

Als weiterer Beleg soll eine Schrift dienen, die aus den Jahren vor der nationalsozialistischen Ära stammt und 1932 als Dissertation an der Medizinischen Fakultät der Hessischen Ludwigs-Universität in Gießen vorgelegt wurde. Direktor des Instituts war der Rassenhygieniker Philalethes Kuhn, der sich 1933 an den Bücherverbrennungen der Nationalsozialisten beteiligt und hervorgetan hatte.[77]

[77] Philalethes Kuhn (1870–1937), Rassenhygieniker.

Als Verfasser zeichnet ein Mediziner namens Arthur Wiessmann aus Darmstadt verantwortlich. Er greift eine der Nazi-Zeit bereits weltweit vorangegangene Debatte um die Sterilisierung Erkrankter auf: ihre Reproduktionsfähigkeit einzudämmen und im besten Fall zu verhindern. Es ist eine rein formale Arbeit, die die verschiedenen Standpunkte der zur Mitverantwortung gezwungenen Berufsgruppen wie Psychiater, Rassenhygieniker, Mitarbeiter der Kirchen und Juristen aufzeigt und deren Verantwortlichkeit bei der Mitwirkung schildert. Die Ansichten und Theorien dieser Berufsgruppen waren wegbereitend dafür, dass sich dieses Vorhaben nach der Machtergreifung der Nationalsozialisten ohne größere Widerstände durch- bzw. umsetzen ließ.

Ob dies dem Verfasser bewusst war, lässt sich nicht unmittelbar feststellen. Er zieht sich bei seiner Argumentation zur Durchsetzung der Sterilisierungsverfügung auf die allgemeine Politik und ihre Theorien sowie die damalige Rechtslage zurück, die durch das 1934 in Kraft getretene GVeN noch einmal wesentlich in seinem Zuständigkeitsbereich vergrößert und weiter gefasst wurde.

Abschließend verweist Wiessmann auf das gesunde Volksempfinden, das von der Notwendigkeit überzeugt war, wegen der hohen allgemeinen wirtschaftlichen Belastung durch „Minderwertige“ diese und andere „Asoziale“ der Sterilisierung zuzuführen. Als weiteren Beleg für die berechtigte Handlungsweise der „oberen Verantwortlichen“ wird noch angeführt, die Fragen der Vererbungslehre seien bereits weitgehend geklärt, sodass ohne weitere Bedenken bei der Anwendung nur verantwortungsvoll gehandelt werde. Allein eine eugenisch begründete Sterilisation könne einer „zunehmenden Verpöbelung des deutschen Volkes“ Einhalt bieten.

Diese Arbeit ist vielleicht am ehesten in ein medizin-ethisches Umfeld einzuordnen, wenn man denn in diesem Zusammenhang von einer Ethik sprechen kann. Die Zwangssterilisierung galt als ein Beispiel für die Inhumanität nationalsozialistischer Medizinauffassung.

Fritz Reuter: „Aufartung durch Ausmerzung“ (1936)

Dieser propagandistische Aufsatz wurde von einem Rechtsmediziner und Sachverständigen bei den Sterilisierungsverfahren verfasst. Der im Titel als Mitarbeiter genannte Gustav Adolf Waetzoldt wurde zum 1. Oktober 1933 Ärztlicher Direktor der Wittenauer Heilstätten in Berlin. Er setzte sich gleich nach Inkrafttreten des GVeN am 1. Januar 1934 für die strenge Anwendung und Umsetzung der Vorschriften ein.

Zwischen April 1934 und September 1938 reichte die unter seiner Leitung stehende Klinik auf sein Betreiben hin insgesamt 1.828 Anträge auf Zwangssterilisierung bei den Berliner Erbgesundheitsgerichten ein, die fast vollständig umgesetzt wurden.[78] Waetzoldt war ein gestrenger Statthalter und Sittenwächter nationalsozialistischer Rassenpolitik und so war es nicht verwunderlich, dass der personelle Apparat der Heilstätten auch mit den Erbgesundheitsgerichten verflochten war.

Wittenauer Ärzte erfüllten auf Waetzoldts Betreiben hin mehrere Funktionen im Komplex „Zwangssterilisation“: die Ausbildung ärztlicher Kollegen und Richter in nationalsozialistischer Rassenhygiene sowie das Verfassen von ärztlichen Gutachten zur Zwangssterilisation in Gerichtsverfahren. Ebenso waren sie mit der Wahrnehmung von Richterposten an den Berliner Erbgesundheitsgerichten betraut. Am Beispiel der Wittenauer Heilstätten und der Person von Waetzoldt ist deutlich zu erkennen, dass eine sehr enge personelle Verflechtung und eine Ergänzung zwischen praktizierender Medizin und Legislative bestanden, die von beiden Seiten zur Durchsetzung ideologischer Prinzipien gewünscht war.

Die Schrift selbst befasst sich mit dem Grundthema der Sterilisation als Mittel im Kampf gegen Erbkrankheiten und, wie im Gesetzestext ergänzt wurde, gegen Verbrechen. Unbedingt hervorzuheben ist hier die dem Text vorangestellte Bescheinigung H/Pu-M 33/4, die die Bedenkenlosigkeit der Veröffentlichung durch eine parteiamtliche Prüfungskommission bescheinigt.

Insgesamt wird das Thema in acht Kapiteln erörtert, angefangen mit vererbungsbezogenen Grundlagen über Eugenik, Erbkrankheiten und ihre Be-

---

78 Quelle: Wikipedia-Artikel „Karl-Bonhoeffer-Klinik“, https://de.wikipedia.org/wiki/Karl-Bonhoeffer-Nervenklinik [eingesehen am 25.06.2016].

kämpfung, begründet mit einer bereits erfolgreichen „Sterilisationsbewegung“ im Ausland, bis hin zu den technischen Verfahren der Sterilisation. Das achte Kapitel gibt einen juristischen Ausblick bezüglich kriminalpolitischer Aspekte. Ein Anhang mit dem Text des GVeN schließt die Schrift ab.

Die Schrift will in der Bevölkerung und der Öffentlichkeit Missverständnisse zum Thema Zwangssterilisation ausräumen und das bereits vorhandene lebhafte Interesse an der Durchführung und Umsetzung des GVeN in bestimmten einflussreichen Bevölkerungsgruppen positiv verstärken und beeinflussen.

Friedrich Wilhelm Schmidt: „Sterilisation und Euthanasie“ (1933)

Diese Schrift, ein „Beitrag zur angewandten christlichen Ethik“ vom evangelischen Theologen Friedrich Wilhelm Schmidt,[79] erschien bereits 1933 im Verlag C. Bertelsmann Gütersloh. Es handelt sich eigentlich um einen akademischen Vortrag, den der Verfasser am 24. Juli 1933 einen Tag vor der Verkündung des GVeN im Auditorium Maximum der Universität Münster hielt.

Dem Vorwort ist zu entnehmen, dass damals unter Beteiligung aller an der Erarbeitung des Gesetzes beteiligten Fakultäten eine Vortragsreihe an der Universität Münster zu diesem Thema stattfand. Der „Blick der Kirche beider Konfessionen“ diente dazu, moralische und ethische Probleme, die durch die Umsetzung des Gesetzes zu erwarten waren, quasi entschuldigend vorzustellen und zu bewerten.

Der Vortragende lobt die „unerhörte Revolution, die über Deutschland“ durch die Machtergreifung der Nationalsozialisten gekommen sei und begründet seine positive Einstellung zur Korrektur der Bevölkerung durch Zwangsmaßnahmen, weil sich eine gesunde und kräftige Nation nur auf einer solchen Grundlage quer durch alle Bevölkerungsschichten entwickeln, erhalten und entfalten könne. Herausgestellt wird das erzieherische Ethos des Gesetzes,

---

[79] Friedrich Wilhelm Schmidt (1903–1991), ev. Theologe, seit Mai 1933 in der NSDAP, seit 1934 Professor für Neues Testament und Systematische Theologie in Münster, ab 1935 in Bonn. In: Klee, Ernst: Das Personenlexikon zum Dritten Reich, S. 545.

welches es neu zu beleben gelte und zu vermitteln sei, eben mit der Hilfe der evangelischen Kirche.

Die äußere Verordnung, das GVeN, habe zu einer „innerlichen Nötigung" zu werden. Nur dann könne chaotische Verantwortungslosigkeit vermieden werden. Appelliert wird mit den bekannten ideologisch gefärbten Phrasen an Pflichtbewusstsein, Pflichtgefühl und Pflichttreue der Volksgemeinschaft, das GVeN umzusetzen. Die Überwindung der wirtschaftlichen Notlage werde dann ihr Übriges dazu tun, dass die Beschränkung des Lebensraums für eine gesunde Volksstruktur aufgehoben werden könne. Durch die unbedingte Annahme des GVeN entgehe das Volk also seiner drohenden Verwahrlosung.

Die in diesem Vortrag vorgestellten Ideen zielten bereits im ersten Jahr der nationalsozialistischen Machtausübung auf die spätere Idee und Forderung der „nationalsozialistischen Volkswerdung" ab. Sie zeigen deutlich, wie sich die evangelische Kirche schon 1933 durch die politischen Machthaber für die Umsetzung nationalsozialistischer Bevölkerungspolitik in Anspruch nehmen ließ.

Otto Schmierer: „Sünde am Volk" (1934)

Diese Schrift bedient ein Genre ganz besonderer Art. Die Aufgabe, die Gesellschaft auf allen Ebenen politisch-ideologisch zu durchdringen und die Menschen von der Richtigkeit der bevölkerungspolitischen Maßnahmen zu überzeugen, führte manchmal zu sehr skurrilen Erscheinungsformen politischer Aktivitäten und breit angewendeten Hilfsmitteln.

Hier handelt es sich um ein Theaterstück mit dem Titel „Sünde am Volk" und dem Untertitel „Ein Bild vom guten und schlechten Erbgut". Das Stück wurde 1934 von Otto Schmierer für die Bühnenaufführung verfasst. Inhaltlich ist es eher belanglos: Auf niedrigstem Niveau wird rein propagandistisch die Erfüllung des GVeN verlangt und auf emotionaler Ebene die Zustimmung des Publikums dazu eingefordert.

Die nationalsozialistische Propaganda bediente sich gern volkstümelnder Begrifflichkeiten und Methoden. Beim Lesen des recht kurz gehaltenen Vorworts zu dem Theaterlehrstück wird dies augenfällig. Das „kleine Theaterstück" sollte auf anschauliche Weise „den Gedanken vom gesunden und kranken Erbgut" ins Volk tragen. Die Ausstattung der Bühne war gemäß dem Vermittlungsauftrag sehr bescheiden aufgestellt und eingerichtet, dabei aber sehr plakativ für die damalige Zeit.

Die Schauspieler trugen Alltagskleidung, nur ein Blockwart trug das Parteiabzeichen. Der Autor empfiehlt, die für die Aufführung gemalten Plakate, die zur Ausstattung der Bühne dienten, nach den Aufführungen an öffentlichen Stellen wie dem Rathaus oder an Versammlungslokalen wieder aufzuhängen, „um noch weiter zu wirken". Bei den Texten auf den vorgeschriebenen Plakaten handelte es sich ausschließlich um die propagandistische Umsetzung des Inhalts des Theaterstücks.

Das erste Plakat trug den Text: „Es ist eine Sünde am Volk, wenn du erbliche Mängel des Körpers oder des Geistes weitergibst an deine Nachkommen", das zweite: „Es ist eine Sünde am Volk, wenn geistige Fehler und verbrecherische Anlagen weiter vererbt werden." Das dritte Plakat trug die Aufschrift: „Es ist eine Sünde am Volk, wenn du dein gesundes Blut und deine Gaben des Körpers und der Seele nicht durch eine gesunde, heitere Kinderschar weitergibst, als ewige Werte an dein Volk." Das vierte und letzte Plakat trug zusammenfassend die Aufschrift: „Es gibt nur eine Schande, bei einer Krankheit sein Leid im Körper des Kindes zu verewigen, und eine höchste Ehre, bei eigenem Mangel zu verzichten."

Die Quintessenz aus dem Stück, die jeder Theaterbesucher mit nach Hause nehmen sollte, um sie weiterzutragen, wurde zusammengefasst von einem der Hauptdarsteller vorgetragen:

> „'s Faulig mueß schterba und 's Gsund mueß leba, so und net anders will's der Herrgott."

Der „Herrgott" ist wohl hier gleichzusetzen mit der Person des Führers Adolf Hitler. In der stillen Ländlichkeit des Gaus Schwaben war mit einer so verfassten und dargebotenen Propaganda sicherlich gut Staat zu machen und der Aufführung ein Erfolg beschert.

Fritz Specht: „Politische Hochschule!" (1935)

Hier handelt es sich um die abgedruckte Antrittsrede des 1935 neu eingesetzten Rektors der Universität Erlangen, Fritz Specht. Zu unterstreichen ist, dass Specht gemäß den parteipolitischen Vorgaben nicht unerheblichen Einfluss auf die Ausbildung und den Lehrplan der Studenten an der Erlanger Universität nahm. So trägt seine Antrittsrede an die „deutsche Festversammlung" auch den reißerischen Titel „Politische Hochschule!".

Gleich zu Beginn macht er deutlich, dass die deutschen Universitäten in den nun angebrochenen „neuen Zeiten" nicht mehr als „unabhängige Festung des Geistes" zu gelten hätten, sondern als Erziehungsstätten fernab „allem Undeutschen" zu einer politischen Stätte geworden seien, die sich einen Platz in „Volk und Staat" zu erobern habe. Es solle sich ein „unbedingter Glauben" und ein natürlicher psychologischer Instinkt zur „deutschen Aufgabe" an den Universitäten entwickeln, der an die Studierenden nur durch die überzeugten Lehrer weiterzugeben sei, bis hin zu ihrer persönlichen Vervollkommnung durch den wachenden „Parteiapparat".

Deswegen sei es erforderlich, so kommt Specht in seinem Vortrag zum Schluss, dass der auf der Gemeinschaftsidee aufgebaute nationalsozialistische Staat eine neue, eine politische Universität brauche. Sie solle genutzt werden zur Fortentwicklung des deutschen Volkes.

Der Stellenwert der hier vorgestellten Rede war sicherlich kein geringer, denn er spiegelt die damalige Richtungsentwicklung der Hochschulen im Deutschen Reich wider, die durch Parteierlass gezwungen waren, sich dem ideologischen Diktat der NSDAP zu unterwerfen. Von der Freiheit der Lehre war man also bereits weit abgerückt. Das Format der Universitäten und ihr Lehrauftrag wurden durch die Anbindung an den Parteiapparat größer und gewann nicht unbedeutend an Einfluss und Stärke. Weder die Ausbilder noch die Ausgebildeten konnten und sollten sich diesem Einfluss entziehen.

Diese fatale Entwicklung machte sich insbesondere bei den Juristen und Medizinern bemerkbar, die „mit heißem Herzen den armen Leidenden und der Volkswohlfahrt" dienen wollten. Wie, ist bekannt: eine Umkehr zur Ungleichbehandlung von Kranken im Dritten Reich, verbunden mit unmenschlichen nationalsozialistischen Verbrechen wie der Zwangssterilisation.

Hellmuth Unger: „Vom Siegeszug der Heilkunde. Grosstaten der Medizin“ (1936)

Dieses Buch aus dem Lehmanns Verlag München aus dem Jahr 1936 wurde verfasst von Hellmuth Unger,[80] der innerhalb seiner Funktionen im großen Stil im Sinne der Parteipolitik der NSDAP propagandistisch tätig war. Interessant ist in diesem Zusammenhang, dass er als Koautor des Propagandafilms „Erbkrank“ gilt und als Mitglied im Gremium zur Vorbereitung und Propagierung der Kinder-Euthanasie aktiv tätig war.

Unger berichtet in seinem Buch „Vom Siegeszug der Heilkunde“ und von „Großtaten der Medizin“. Unter dem Gesichtspunkt seiner propagandistischen Wirkung zum GVeN vom 1. Januar 1934 kommt der Autor ziemlich am Ende seiner Ausführungen sehr direkt zum Thema. Nicht nur das Gesetz sei eine „Großtat“ nationalsozialistischer Gesundheitspolitik, sondern auch der leidvolle, aber nun (1935) überstandene Weg dahin. Als Krönung werden die durch das Gesetz ermöglichten Errungenschaften und Aussichten gelobt: Deutschland als erster Kulturstaat mit einer „gesunden, kraftvollen und daseinswerten“ Bevölkerung.

Hüter der Volksgesundheit sei auch hier der deutsche Arzt mit seinen allumfassenden Aufgaben von „höchster Warte“ aus. Wie andere Autoren fordert auch Unger unverhohlen die schärfste Auslegung des Gesetzes und will dem Arzt alle möglichen Instrumentarien, die irgendwie zur uneingeschränkten Umsetzung und Anwendung des Gesetzes notwendig sind, in die Hand geben. Dazu gehört nicht allein die Zwangssterilisation, sondern auch die Auslöschung „unwerten“ Lebens.

Alle hier vorgestellten Arbeiten zum Thema Zwangssterilisation bei Lippen-Kiefer-Gaumenspalten werben für die Zwangssterilisation, heißen sie gut und wollen sie vor allem ungehindert anwenden. Unter grober Verletzung und

[80] Hellmuth Unger (1891–1953), deutscher Augenarzt. Intensiv propagandistisch tätig, wenn auch nicht Mitglied der NSDAP oder des NS-Ärztebundes.

totaler Missachtung der Persönlichkeitsrechte der betroffenen Erkrankten wird von den Medizinern verlangt und erwartet, das GVeN und seine Vorschriften in ihrem Tätigkeitsbereich ohne Widerspruch mit Leben erfüllen und in seinen Bestimmungen umsetzen zu können.

Dafür greifen die Verfasser zu leicht durchschaubaren Taktiken und jeder Menge psychologisch anrüchiger Tricks in der Wortgestaltung, um die Wirksamkeit ihrer Sprache und des Sprechens aufzuwerten. Wissentlich werden sprachliche und individuelle Elemente ausgeschaltet, es gibt kein gesundes Mittelmaß in den Ausführungen, sondern allein die Maxime in der Umsetzung gilt es anzustreben.

Propagandafilme und Hetzschriften jeglicher Couleur verbreiteten Zerrbilder, die sich in den Köpfen der Menschen festsetzen sollten. Ein Weltbild sollte mit Hilfe ideologischer Erziehung verankert werden. Das Regime wollte linientreue Kämpfernaturen, die sich in den Dienst der „Volksgemeinschaft" stellen sollten. Die Indoktrination erfasste bald alle Bereiche des Alltags und weite Teile der Bevölkerung und ganze Berufsgruppen unterwarfen sich ihr bereitwillig.

Die Vorstellung der hier angeführten Schriften aus den Jahren 1932 bis 1945 soll um zwei weitere Dissertationen ergänzt werden. Diese entstanden bereits nach 1945 und sollen beispielhaft zeigen, dass das Schicksal der Erkrankten und ihrer Familien zur Zeit der Nazi-Diktatur mit keinem einzigen Hinweis auf irgendeine Art und Weise in den Dissertationen Erwähnung fand. Der Krieg war 1945 beendet und dass danach an deutschen Universitäten ehemalige NSDAP-Mitglieder den Medizinischen Fakultäten einflussreich vorstanden, waren keinesfalls Ausnahmen.

Beide Dissertationen wurden an der Nordwestdeutschen Kieferklinik Hamburg geschrieben, die bereits in der Zeit von 1933 bis 1945 neben der Westdeutschen Kieferklinik als ein führendes Zentrum der Kieferchirurgie im Deutschen Reich angesehen wurde. Auch in der Leitung der Nordwestdeutschen Kieferklinik war die personelle Verflechtung mit der nationalsozialistischen Diktatur sichtbar. Die Klinik wurde zunächst bis 1937 vom Kieferchirurgen Wolfgang Rosenthal geleitet, der 1936 auch eine außerordentliche

Professorenstelle in Hamburg bekleidete. Rosenthal war seit 1933 Mitglied der NSDAP und weiterer Parteiorganisationen sowie förderndes Mitglied der SS. 1937 musste er seine Lehrtätigkeit und die Leitung der Kieferklinik aufgeben, weil er einen jüdischen Großvater haben sollte. 1943 wurde dies auf Rosenthals energisches persönliches und juristisches Betreiben hin vonseiten der NSDAP zurückgenommen. Auf seine Person und Bedeutung innerhalb der Deutschen Kieferchirurgie wird noch an anderer Stelle dieser Arbeit und unter anderen Aspekten einzugehen sein.

Die zweite große Lehranstalt, die Westdeutsche Kieferklinik in Düsseldorf, wurde vom Kieferchirurgen August Lindemann geleitet.[81] Er war der erste Ordinarius für Zahn-, Mund- und Kieferkrankheiten in Deutschland. Während der NS-Zeit verhielt sich Lindemann eher unauffällig. Er war einer der wenigen Kieferchirurgen im Deutschen Reich, die sich von der NSDAP und ihren ideologischen Verfehlungen erfolgreich und vor allem folgenfrei fernhielten. Im Gegensatz zu vielen anderen seiner Kollegen, die im Zusammenhang mit den angeführten Dissertationen zum Thema Lippen-Kiefer-Gaumenspalten genannt wurden, findet er keine Erwähnung im Personenlexikon zum Dritten Reich von Ernst Klee.

Bei den Dissertationen handelt es sich um die Arbeiten der Zahnärzte Günter Muissus und R. Geisenheimer. Die Arbeiten wurden ausgewählt, weil beide aus der Nordwestdeutschen Kieferklinik stammen, deren Leitung nach 1945 der Kieferchirurg Karl Schuchardt übernommen hatte,[82] eine illustre Persönlichkeit der NS-Zeit.

Beide Dissertationen behandeln das Thema der Lippen-Kiefer-Gaumenspalte und beiden liegen operierte Fälle aus den Klinikjahren 1939 bis 1963 sowie eine Anzahl von Operationen zugrunde, die Schuchardt in diesen Jahren an anderen Kliniken durchgeführt hatte. Bei beiden Arbeiten handelt es sich um formal eher harmlose statistische Auswertungen der einseitigen und beid-

---

[81] August Lindemann (1880–1970), deutscher Chirurg, Leiter der Westdeutschen Kieferklinik in Düsseldorf, erster Ordinarius für Zahn-, Mund- und Kieferkrankheiten in Deutschland.

[82] Karl Schuchardt (1901–1985), deutscher Chirurg. Schuchardt war u. a. Leiter der Nordwestdeutschen Kieferklinik in Hamburg nach 1945.

seitigen Lippen-Kiefer-Gaumenspalte, also statistische Auswertungen ätiologischer, morphologischer und therapeutischer Sachverhalte. Neben der Ausarbeitung der Vorgehensweisen bieten die Arbeiten lediglich eine Auflistung bewährter Operationsverfahren und Hinweise auf bekannte Schwierigkeiten, wie z. B. der richtige Zeitpunkt der ersten Operation bei Vorliegen einer Erkrankung und die anzuwendende Anästhesieform.

Beide Autoren gehen mit keinem Wort – trotz der Person Schuchardts – auf die in der NS-Zeit bestehende Problematik der Zwangssterilisation von Lippen-Kiefer-Gaumenspalten-Patienten ein. Dies ist durchaus zeittypisch, denn diese Patientengruppen erfuhren zur Zeit der Entstehung der Arbeiten noch keinerlei Anerkennung als Verfolgte und Geschädigte durch die nationalsozialistische Ideologie.

Hingewiesen werden muss noch auf die Tatsache, dass beide Verfasser hauptsächlich Fachliteratur und korrespondierende Arbeiten aus den Jahren 1926 bis 1942 zur Erstellung genutzt haben, was den Schluss zulässt, dass die Literatur in diesem Fachgebiet immer noch grundlegend aktuell war. Leider lässt sich den Arbeiten nicht entnehmen, wie hoch der Anteil der Symptomträger war, die aufgrund des GVeN nicht operiert, sondern sofort sterilisiert oder nach 1939/40 der Euthanasie zugeführt wurden. Dabei wurde angeblich ausschließlich mit Akten, Unterlagen und Fachliteratur aus der Zeit von 1939 bis 1945 gearbeitet, und erfahrungsgemäß lassen sich in den Krankenakten immer Hinweise auf eine Zwangssterilisation finden. Aber offensichtlich bestand alio loco auch hier kein Interesse, sich mit diesem Tatbestand erhellend auseinanderzusetzen.

3 Lehrmeinungen der deutschen Chirurgie zur Lippen-Kiefer-Gaumenspalte: Ärzte als Vollstrecker nationalsozialistischer Ideologien

„Du bist nichts, dein Volk ist alles!“[83]

In den vorangegangenen Kapiteln wurde auf die ambivalente Sonderstellung deutscher Chirurgen bei der Behandlung der Lippen-Kiefer-Gaumenspalte eingegangen. Einerseits waren sie als Ärzte in der Lage, eine erfolgreiche chirurgisch-korrigierende Verbesserung der situativen Verhältnisse bei einem Patienten vorzunehmen. Andererseits waren sie aber beruflich verpflichtet, diese Patienten und ihre Familienangehörigen weitgehend gemäß den politischen und rassenideologischen Vorgaben zu behandeln.

Es ist klar erkennbar, dass der ärztliche Auftrag dem parteiideologischen untergeordnet wurde. So lautete eine Forderung, in der Ausbildung der deutschen Chirurgen sei „das neue Gedankengut der Volksgemeinschaft, die Bedeutung der volkhaften, naturnahen Medizin, der Erb- und Rassenlehre scharf zur Darstellung zu bringen“.[84] Im Klartext hieß das für den einzelnen Mediziner gemäß seines „nationalen Auftrags“, dass die ihm anvertrauten Patienten

83 Gerhard Wagner, Reichsärzteführer, Nürnberger Reichsparteitag 1935.

84 Victor Orator (1894–1954), deutscher Chirurg österreichischer Herkunft: „Bemerkungen zur ärztlichen Vorbildung des Feldchirurgen (ohne Datumsangabe), in BArch (ehemals BDC), WI Orator V., geb. 03.03.1894, Bl. 5 ff. Quelle entnommen aus der Dissertation Behrend, Karl Philipp: Die Kriegschirurgie von 1939–1945 aus der Sicht der beratenden Chirurgen des Deutschen Heeres im Zweiten Weltkrieg, Freiburg i. Breisgau 2003, S. 32.

als phänotypische Merkmalsträger ohne Verzögerung der Zwangssterilisation nach dem am 1. Januar 1934 in Kraft getretenen GVeN zugeführt werden mussten.

Grundlage zur Schaffung dieses Gesetzes war das steigende Interesse der Nationalsozialisten an der Bevölkerungspolitik, an der Volksgemeinschaft und ursächlich am Geburtenrückgang in den Jahren vor der Machtergreifung. Die deutschen Ärzte waren laut Gesetz gehalten, das Vorhandensein der Erkrankung und von ihnen vorgenommene Korrekturen an staatliche Stellen wie z. B. die Erbgesundheitsgerichte zu melden. Im Gesetz hieß es dazu in den §§ 6, 8 und 11 ff. dem Tenor folgend, dem Arzt würden weitreichende Befugnisse und Verpflichtungen beim Eingriff der Zwangssterilisation und dem vorangehenden juristischen Prozedere eingeräumt. Sogar in den vor dem Erbgesundheitsgericht stattfindenden Prozessen wurde den Medizinern Entscheidungsgewalt und Sachbeurteilung eingeräumt.

Das Gesetz basierte sozusagen auf der Kombination aus Juristen und Medizinern, ein nicht ungeschickter Schachzug der Verfasser. Man setzte nicht nur auf die Urteilsfähigkeit eines „unabhängigen" Gerichts, sondern auch auf den medizinischen Sachverstand des mit der Erbgesundheitslehre vertrauten Arztes. Eine unheilvolle Kombination für die unmittelbar Betroffenen, wie sich später herausstellte.

§ 8 GVeN schrieb zwar seine Anwendung nach „freier Überzeugung" und Stimmenmehrheit aller Beteiligten fest. Die rassenideologische Ausrichtung des Erbgesundheitsgerichts aber, die entscheidungsweisend über jedem Verfahren schwebte, ließ sehr selten einen anderen Beschluss als „schuldig im Sinne der Anklage" zu.

Deutlich zeichnete sich bereits in der Vorstufe ab, dass nicht nur Juristen, sondern auch Mediziner Herren über Tod oder Leben sein konnten. Das entsprach ganz und gar der Gesinnungspsychologie der Mediziner im Nationalsozialismus, dem sie eilfertig gehorsam vorauseilten. Die Sterilisation wurde mit Hilfe der Medizin als einziges sicheres Mittel propagiert, um Geisteskrankheiten und schwere Erbleiden im Sinne nationalsozialistischer, rassistisch geprägter Bevölkerungspolitik zum angeblichen Nutzen für die Volksgemeinschaft notwendigerweise zu verhüten. Die Medizin widmete sich dem von den Nationalsozialisten gepflegten gnadenlosen Sozialdarwinismus besonders gründlich. Durch ihre Hilfe wurden nach 1939 mehr als 300.000 Menschen mit ihrem Leiden erfasst und als „minderwertig“ eingestuft, mit den bekannten furchtbaren Konsequenzen.

Die von der nationalsozialistischen Politik in Person des selbsternannten Reichsärzteführers Wagner auf dem Nürnberger Parteitag 1935 geforderte „Entemotionalisierung“ der Medizin ermahnte und ermächtigte die deutsche Ärzteschaft, bei der Krankenbehandlung das „Recht und die Notwendigkeit des gesamten Volkes“ im Auge zu behalten. Infolgedessen schwand das Unrechtsbewusstsein beim Blick auf den einzelnen Patienten. So wurde die Bereitschaft, um des hohen Zieles willen Menschen zu sterilisieren, aktiv gefördert.

Den Medizinern wie auch der Bevölkerung wurde vorgegaukelt, dass dadurch soziale Probleme lösbar würden. Zunächst regte sich in der Ärzteschaft, selbst bei Skeptikern, weder Widerstand noch Ablehnung, etwa durch die Verweigerung der vorzunehmenden Zwangssterilisationen. Im Gegenteil: Den Ärzten und den nachfolgenden Berufsgenerationen wurde auf simple Art und Weise durch die „Übernahme“ der Universitäten und ihre Gleichschaltung ein Teil der Verantwortung an der politisch motivierten Vernichtungspolitik übertragen.

Der Beginn der allgemeinen Inhumanität kann auf diesen Zeitpunkt datiert werden. Kranke, die nach den Richtlinien der NS-Gesundheitspflege nicht mehr voll arbeitsfähig waren und dem Arbeitsprozess nicht mehr zugeführt werden konnten, sollten z. B. keine ausreichende, aufwendige und pflegeintensive Behandlung mehr erfahren. Sie schufen nach Ansicht der Verfasser dieser Regularien weder Werte, noch leisteten sie persönlich etwas für den Staat oder die Volksgemeinschaft. Dies entsprach den nationalsozialistischen Vorstellungen vom neuen Gesundheitswesen.

Die gesetzlich erlaubten und geforderten Zwangssterilisationen seit dem 1. Januar 1934 waren das Mittel zu diesem Zweck. Der Arzt war Vollstrecker. Die Verantwortlichkeit für dieses Tun im Bereich des zivilen Gesundheitswesens lag beim Reichsgesundheitsführer, der auf die Einhaltung der Bestimmungen achtete. So konnte die inhumane radikale nationalsozialistische „Gesundheits"-Politik erfolgreich umgesetzt werden.

Mit enormer Gründlichkeit und Akkuratesse wurde das GVeN gerade mit Hilfe der Mediziner umgesetzt. Wie auch später bei den medizinischen Versuchen von Lagerärzten an den Insassen der Konzentrationslager, die nur auf die Vernichtung und Tötung der Opfer abzielten, waren es auch hier Ärzte, die als Gutachter nach Aktenlage bestimmten, wer der Zwangssterilisation und im späteren Verlauf dann der Euthanasie zugeführt wurde. Eine auf Gehorsam und Rassenideologie basierende Medizin verkehrte den Grundsatz vom behandelnden und kurierenden Arzt und der heilenden Natur ins groteske Gegenteil.[85]

Chirurgen, die korrektive Maßnahmen vornahmen, hatten Kritik an ihrem beruflichen Handeln nicht zu fürchten. Bei näherer Betrachtung dieses medizinischen „Heilungsprozesses" stößt man auf sehr unterschiedliche Ansichten und Lehrmeinungen der führenden Chirurgen, wie mit dem Problem der phänotypischen Entstellung umzugehen sei und wie der Ursache entgegengetreten werden könnte. In allgemeinmedizinischen Schriften, Abhandlungen, Aufsätzen und sogar fachspezifischen Lehrbüchern der Chirurgie werden grundlegende Kriterien zur Therapie der Lippen-Kiefer-Gaumenspalte festgelegt, die sehr wohl vom Autor propagiert den rassenhygienischen Ideen der nationalsozialistischen Lehre Rechnung trugen.

Beispielhaft kann das von Martin Waßmund verfasste „Lehrbuch der praktischen Chirurgie des Mundes und des Kiefers" angeführt werden.[86] Waßmund war eine schillernde, rassenideologisch geprägte ärztliche Persönlichkeit in der Riege der führenden Chirurgen des Deutschen Reiches. Zum einen trug er fachlich zur Lehrmeinung deutscher Chirurgen und Hochschullehrer durch seine Stellungnahme und seine Ansichten zur Behandlung der Lippen-Kiefer-Gaumenspalte bei, wenn diese auch im Wesentlichen sehr stark durch die aktive rassenideologische Umsetzung des GVeN geprägt war. Zum anderen tat er

---

85 Hier ist der lateinische Ausspruch „Medicus curat, natura sanat" gemeint.

86 Waßmund, Martin: Lehrbuch der praktischen Chirurgie des Mundes und der Kiefer. Band 2, Leipzig 1939.

in seinem medizinischen Lehrbuch so offen wie kein anderer seiner chirurgischen Kollegen seine Unterstützung zum nationalsozialistischen Deutschland und seiner Führung kund. Noch 1943 verwendete Waßmund in einem von ihm verfassten Artikel zur Erblichkeit der Gaumenspalte den Begriff der „Erbgesundheit".[87] Silke Katharine Riemer weist in ihrer medizinischen Dissertation (2001) zu Karl Schuchardt, einem anderen Vertreter der chirurgischen Zunft aus den Jahren 1933 bis 1945, sehr zu Recht auf diesen bisher nicht gebührend beachteten Umstand hin.[88]

Eine weitere Dissertation zur Person von Waßmund aus dem Jahr 1970 lässt, um die fachlichen Verdienste der beschriebenen Person nicht zu schmälern, den parteiideologischen Aspekt vollkommen unbeachtet. Immerhin änderte die Deutsche Gesellschaft für Mund-, Kiefer- und Gesichtschirurgie im Jahr 2012 den Namen ihrer nach Waßmund benannten höchsten Auszeichnung nach einer internen kritischen Auseinandersetzung mit seiner Person, allerdings mit dem Hinweis, seine Verdienste als Chirurg nicht schmälern zu wollen.[89]

Durchaus nicht unüblich in Arbeiten über „verdienstvolle Honoratioren" und dem Gedenken an sie ist es, insbesondere im Bereich der Medizin mit dem Tätigkeitsschwerpunkt in den Jahren der nationalsozialistischen Diktatur in Deutschland, sich diesen Personen posthum wieder anzunähern. Anhand von Kapitel 9 des Lehrbuchs „Spaltbildungen des Gesichtes und des Mundes – die Sterilisation der Spaltbildungen" sollen die Stellungnahmen und Lehransichten anderer führender Chirurgen im Deutschen Reich zur Zwangssterilisation beleuchtet werden. Waßmund erscheint hier als „verlässlicher Partner" der Ideologen, der einerseits im eigenen Interesse seine Lehrmeinung, überzeugt von der offiziellen Ansicht zu dieser Problematik, angepasst hatte und andererseits natürlich auch ideologische Unterstützer in seinem Fach suchte.

---

87 ders.: „Ist eine Gaumenspalte erblich, und wie sind ihre Operationsaussichten?", in: Med. Welt 17, Heft 38/39 (1943), S. 682.

88 Riemer, Silke Katharine: Karl Schuchardt – Leben und Werk. Med. Diss., Hamburg 2003.

89 Gemeinsame Stellungnahme der Herausgeberschaft und DGMKG, in: MKG Chirurg, Heft 5, 2012, S. 5.

Neben Waßmund und dem erwähnten Schuchardt gelten die Chirurgen und Lehrbuchverfasser Ernst, Axhausen, Rosenthal und Victor Veau[90] als damals führende Vertreter ihres Faches. Alle, bis auf Veau, waren aufgrund ihrer Stellung thematisch in Verfahren zur Zwangssterilisation verwickelt und hatten, die Operationstechnik Veaus zugrunde legend, neue und angepasste Operationstechniken entwickelt, wobei sie gegenseitig von ihren praktischen Erfahrungen profitierten.

Entscheidend dafür, ob eine Zwangssterilisation vorgenommen werden sollte oder nicht, war die Feststellung einer erblichen Belastung in der Anamnese durch den Arzt. Eingeräumt wurde von allen Autoren, dass eine durch Vererbung bewiesene vorliegende Keimschädigung als gewichtiges Kriterium für die Indikation zur Unfruchtbarmachung diente. Im Gegensatz dazu wurde bei einer einmaligen, nicht vererblich vorliegenden Fruchtschädigung eine Zwangssterilisation als nicht notwendig erachtet.

Einig waren sich die Chirurgen, dass die Entscheidung zur Sterilisierung oft dadurch erschwert wurde, dass die Spaltbildung mehrere Generationen überspringen konnte und das Vorliegen körperlicher Missbildungen in den Familien gern verschwiegen wurde. So blieb es schwer zu entscheiden, ob eine Vererbung vorlag oder es sich „nur" um eine einmalige Fruchtschädigung handelte. In seiner Argumentation, dass jedes Auftreten (mit Ausnahme der Fruchtschädigung) einer Lippen-Kiefer-Gaumenspalte zu einer Zwangssterilisation zu führen habe, stellte sich Waßmund zunächst hypothetisch an die Seite der anderen Chirurgen. Er wies aber darauf hin, dass nach Axhausen zwar der erreichte postoperative Zustand für die Schwere und Therapie der Erkrankung maßgeblich sein sollte, aber dabei der durch die „Ausmerzung" der Spaltbildungen „unendlich eintretende Segen" missachtet würde. Durch gelungene kosmetische Operationen würden die Ergebnisse verfälscht, denn sie führten unmittelbar zur Weitergabe des kranken Erbguts:

---

90 Victor Veau (1871–1949), französischer Chirurg und Mitglied der französischen Resistance während der Besetzung Frankreichs durch die Wehrmacht.

„Die glückliche Operation hat also eine Vermehrung, ja geradezu eine Züchtung der Spaltbildungen zur Folge.“[91]

Waßmund machte regelrecht Werbung dafür, der Natur ihren Lauf zu lassen und der Verminderung der Sterblichkeit bei „Spaltkindern“ entgegenzutreten. Unter Hinweis auf den Gesetzeskommentar fegte er Bedenken hinweg und wollte den natürlichen Stand der Missbildung und nicht das durch ärztliche Kunst erzielte Ergebnis für die Entscheidung zur Zwangssterilisation zugrunde legen. Er legte damit das GVeN ganz im Sinne der Rassenideologie und der sich andienenden Medizin aus.

Die Beurteilung der Schwere der Spaltbildung erfolgte durch die Chirurgen im Nationalsozialismus also sehr verschieden. Es sei noch einmal in Erinnerung gerufen, dass das GVeN Spaltbildungen nicht ausdrücklich unter den Fällen nannte, die der Sterilisation unterzogen werden sollten. Sie gehörten aber zu der im Gesetz (GVeN § 1, 2, 8) genannten Gruppe der „schweren vererbbaren Mißbildungen“. Offensichtlich hatten die Chirurgen ihre Ansichten in öffentlichen Aussprachen geändert und sich der herrschenden Meinung angepasst oder aber „im Verborgenen“, sich auf medizinische Grundumstände berufend, die Zwangssterilisation verweigert. Auch dazu wird im Gesetzeskommentar Stellung genommen.

Es gab also durchaus eine „Hintertür“, um sich den Vorschriften zu entziehen. Insgesamt aber ist festzustellen, dass bis auf einige Ausnahmen die Führungsriege der deutschen Chirurgen in Amt und Würde sich dem Gesetz stark angenähert hatte und die verlangten Vorschriften erfüllt wurden. Als Beweis dafür diente, dass die anfängliche Empörung der Chirurgen über das GVeN und seine Folgen einer wachsenden Zustimmung wich und neue Bedingungen und Vorschläge zur Durchführung gemacht wurden. Die Chirurgen von Ver-

---

91 Waßmund, Martin: „Ist eine Gaumenspalte erblich, und wie sind ihre Operationsaussichten?“, in: Med. Welt 17, Heft 38/39 (1943), S. 682.

schuer, Axhausen, Eckhardt, Gerlach[92], Gerke[93] und andere haben Arbeiten zu diesem Thema verfasst, die als Belege für diese These dienen können.

Das Grundproblem blieb aber bestehen: nämlich, welche Formen der Spaltbildungen als „schwer" zu bezeichnen waren. Denn nur dieser Zustand berechtigte zur Sterilisation ihrer Träger. Der Chirurg Eckhardt berief sich auf die Definition des Begriffs „Krüppel" bei der Auslegung und der Entscheidungsfindung, die aus dem „Gesetz für öffentliche Krüppelfürsorge" von 1920 entnommen werden konnte und sich seit 17 Jahren in der Anwendung „bewährt" hatte. Demnach galt eine Missbildung als schwer, wenn durch die „Entstellung" des Körpers die Erwerbsfähigkeit der Person auf dem allgemeinen Arbeitsmarkt nicht nur vorübergehend erheblich eingeschränkt wurde. Dabei war nicht nur im negativen Sinn die Leistungsfähigkeit der Person in einem bestimmten gelernten oder ungelernten Beruf gemeint, sondern maßgeblich die durchschnittliche Ansatzfähigkeit auf dem Arbeitsmarkt.

Die durch Eckhardt vorgenommene „offene" Anwendung des GVeN führte später dazu, dass er Zwangssterilisierungen auch bei sogenannten leichteren Missbildungen empfahl. Er begründete seine geänderte Ansicht damit, „die Anlage zur Spaltbildung werde vererbt, nicht aber die Art der Spaltbildung". Ein Umstand, der ihm offenbar zuvor nicht bekannt gewesen war.

Axhausen und Rosenthal äußerten sich dazu in der ihnen eigenen zurückhaltenden Art und versuchten, den Vorwurf des allzu „liebevollen Urteils" über die Frage der Sterilisierung zu entkräften. Sie argumentierten, allein durch die vorgenommene korrigierende Operation werde der Spaltträger schon zu einem funktionell und anatomisch vollwertigen Menschen. Bedenken jeglicher Art könnten zurückgestellt werden, da er hinter einem „gesunden Menschen nicht zurücksteht." Seine Erwerbsfähigkeit auf dem Arbeitsmarkt sei dann nicht mehr eingeschränkt.

---

[92] Jakob Gerlach, geb. 1892, Sterbedatum unbekannt, 1922 Bestallung als Chirurg und Orthopäde, Quelle: Reichsärzteregister.

[93] Joseph Gerke, geb. 1901, Sterbedatum unbekannt, 1933 Zahnarzt, Juni 1942 Assistent an der Westdeutschen Kieferklinik, Quelle: Reichsärzteregister.

Nach Aussage seines Assistenten Theodor Spreter von Kreudensteim nahm Axhausen zu der Auffassung, die natürliche, unkorrigierte Form der Spaltbildung sei ausschlaggebend bei der Beurteilung im Rahmen der Gesetzesvorlage nicht ausdrücklich Stellung, denn die operativ vorgenommenen Änderungen waren für ihn zunächst mehr überzeugend. Zu einem späteren Zeitpunkt machte auch er gegenüber dem Gesetzesgeber Zugeständnisse und so äußerte er sich auf der Tagung der Arbeitsgemeinschaft für Kieferchirurgie am 14./15. Mai 1938 sinngemäß, dass seiner Ansicht nach nur die doppelseitige Spaltbildung die Gesetzesvorlage erfülle, die übrigen Formen der Gaumenspalten aber angesichts der vorzüglichen Behandlungserfolge daher als leichte Missbildungen zu bewerten sind, die demnach den vom Gesetz geforderten Bedingungen nicht entsprechen.[94]

Offensichtlich konnte sich demnach auch Axhausen der Gesetzgebung nicht völlig verweigern, wenn er auch Recht damit hatte, dass der Kommentar nicht Gesetz sei und lediglich die Meinung des Verfassers wiederspiegelte, die nach den Erfahrungen der Gesetzesanwendung und den aktuellen Forschungsergebnissen durchaus noch Änderungen erfahren konnte.

In dem von Axhausen verfassten Lehrbuch lässt sich erstaunlicherweise eine ausdrückliche Kritik an Waßmund finden, der Axhausen für seine „Zimperlichkeit“ hinsichtlich der Freigabe seiner Patienten zur Zwangssterilisation offen kritisierte. So schrieb Axhausen:

„Waßmund identifiziert meine Lippenplastik zu Unrecht mit der Methode von Veau; er nennt meine Gaumenplastik die Methode Langenbeck-Ernst-Veau. Er erweckt den Eindruck, als müsse mein Name um jeden Preis von der Spalttechnik ferngehalten werden.“[95]

Bei genauerem Hinsehen scheint das jedoch mehr als nur eine Kritik an der persönlichen Methodik eines Konkurrenten zu sein. Von Verschuer, dessen Haupttätigkeitsbereiche eigentlich die Erbbiologie und Pathologie waren, war bekanntermaßen der Ansicht, unvollständige Spaltbildungen wären als leich-

---

94 Notiz in der ZM (Zahnärztlichen Mitteilungen) über die Tagung der Arbeitsgemeinschaft für Kieferchirurgie am 14. und 15. Mai 1938 // ZM 29 (1938) S. 431 f.

95 Axhausen, Georg: Technik und Ergebnisse der Lippenplastik, Leipzig 1941

te Missbildungen anzusehen, vollständige Spalten hätten aber unbedingt als schwere Missbildungen im Sinne des GVeN zu gelten. Dementsprechend müsse das Gesetz angewendet werden.

Um den Überblick über die verschiedenen Ansichten nicht zu verlieren, sei an dieser Stelle noch einmal eingefügt, dass die Frage der Spaltbildung auch einer wissenschaftlichen Diskussion unterlag. In dieser Hinsicht fühlte man sich dem Gesetzestext nicht verpflichtet. Dies galt nur dann, wenn man den rassenideologischen Gedanken und Ansichten des Gesetzgebers folgte und diese, „dem Interesse des Volkes folgend", für richtig und anwendbar hielt. Die politische Grundeinstellung der einzelnen Person war also nicht ganz unerheblich und auch ein persönliches Entscheidungskriterium.

Wieder wird hier deutlich, wie sehr die Anwendung therapeutischer medizinischer Maßnahmen durch die nationalsozialistische Politik institutionalisiert wurde. Die medizinisch-wissenschaftliche Diskussion wurde durch die über allem schwebenden rassenideologischen Vorgaben dermaßen beeinflusst, dass eine „freie" Entscheidungsfindung nicht mehr möglich war. Erdrückend für die Behandelnden war auch der gänzlich unwissenschaftliche Gesichtspunkt, der Staat würde für die Korrektur der Defekte enorme Kosten aufbringen. Diese „Schädigung des Volksvermögens" zwang die Erbgerichte dazu, bei der Entscheidungsfindung auch den ökonomischen Aspekt zu bewerten. Der „unnütze" Verbrauch öffentlicher Mittel wurde mit direkter Propaganda, später auch gegen psychisch kranke Menschen, gebrandmarkt und sollte so die Anwendung des GVeN erleichtern. Nicht nur auf diese Weise wurde die Medizin zum Instrument des Nationalsozialismus bei der Verwirklichung seiner rassistischen Ideologie.

Auch die im Gesetz verwendete Terminologie diente der Propaganda. Die Bezeichnung der Lippen-Kiefer-Gaumenspalte als „entstellende Missbildung" und eine Art „Rassenschande", die kombiniert war mit geistigen und schweren charakterlichen Defekten, erleichterte dem Gesetzesanwender die Zwangssterilisation bis zur letzten Konsequenz. Auf Plakaten wurden die Kosten für die Pflege von Kranken und Behinderten unverhältnismäßig in den Vordergrund gerückt.

Der Kreis derer, die als krank und behindert galten, wurde über die medizinische Definition hinaus erweitert. Mit dem GVeN wurde die Möglichkeit geschaffen, auch sozial und politisch unangepasste Menschen auszusondern und letztlich zu töten, wie wir aus dem Verfahren der Euthanasie wissen. Waßmund fordert zum Beispiel in seinem Lehrbuch, bei Vorliegen einer Lippen-Kiefer-Gaumenspalte, gleich welcher Ausprägung, sei bei zusätzlichen schweren charakterlichen Defekten die Zwangssterilisation unbedingt anzuwenden. Damit stellt er sich auf eine Stufe mit den übereifrigen Sterilisationsbefürwortern.

Wenn man für das gesamte Deutsche Reich von etwa 350.000 bis über 400.000 zwangssterilisierten Personen ausgeht, bei einer geschätzten Mortalität zwischen 1 und 5 Prozent, bedeuten diese Zahlen, dass zwischen 3.500 bis 20.000 Todesopfern zu beklagen waren.[96] Diese Opfer wurden von den Medizinern billigend in Kauf genommen, um die angebliche „Durchseuchung" des deutschen Volkes zu beseitigen oder, um im terminus technicus zu bleiben, beim „Ausmerzen" zu helfen.

3.1. Historischer Rückblick: Operationsmethoden führender Chirurgen

Lippen-Kiefer-Gaumenspalten sind keineswegs eine Erscheinung der Neuzeit. Betrachtet man Portraits berühmter Herrscherhäuser vergangener Jahrhunderte aus der ganzen Welt, fällt oft eine (kaschierte) Narbe unterhalb der Nase zur rechten oder linken Seite hin auf: die plastische Deckung wenigstens einer Lippenspalte. Da auf Porträts der Mund geschlossen dargestellt ist, kann man keine genauere Einordnung der korrigierten Spaltbildungen vornehmen.

Zwei berühmte historische Beispiele einer porträtierten Lippen-Kiefer-Gaumenspalte sind Heinrich VIII., König von England (1491–1547), gemalt von Hans Holbein dem Jüngeren (1498–1543),[97] sowie König Philipp IV.

[96] Zitiert nach Bruchhausen, Walter und Schott, Heinz: Geschichte, Theorie und Ethik der Medizin. Göttingen 2008, S. 145.

[97] Hans Holbein der Jüngere (1498–1543), deutscher Maler.

von Spanien (1605–1661), porträtiert von seinem Hofmaler Diego Velázquez (1599–1660).[98] Körperliche Missbildungen wurden zu dieser Zeit als Zeichen übler Bedeutung, als Strafe Gottes, wenn es das niedere Volk betraf, und als ein Erbe der Väter, wenn es gesellschaftlich höhergestellte Personen und Angehörige der Herrscherhäuser betraf, gesehen. Erst mit dem Aufkommen der Anatomie als Wissenschaft und den Anfängen der pathologischen Anatomie tauchten erste Beschreibungen und Einordnungen auf.

Zunehmend wurde nicht nur die äußere Form der Missbildung beschrieben, sondern es wurde versucht, auch auf anatomische Zusammenhänge und Gegebenheiten einzugehen. Im 19. Jahrhundert entwickelte sich eine Forschung zur Entstehung der Lippen-Kiefer-Gaumenspalten auf dem Gebiet der Entwicklungsgeschichte des Menschen, die Missbildungen auf die frühesten Entwicklungsphasen des Fötus zurückführte. Die Lehre von den Missbildungen und die embryologische Forschung betrat wissenschaftlichen Boden als ein Zweig der Pathologie. Wissenschaftler wie Emil Dursy, Theodor Kölliker und Biondi legten mit ihren Veröffentlichungen und Ergebnissen zu dieser neuen Wissenschaft zum Ende des 19. Jahrhunderts bereits ein beredtes Zeugnis dafür ab.[99]

Träger einer Lippen-Kiefer-Gaumenspalte in unserer Zeit lassen sich bei genauem Hinsehen zahlreich finden, wenn auch der Fortschritt der Chirurgie als ästhetische Korrektur eine unglaubliche Entwicklung durchgemacht hat und die Narben kaum mehr wahrzunehmen sind. Vor dem historischen Hintergrund dieses Themas sind daher Überlebende der Nazi-Diktatur, die als betroffene Personen den rassenideologischen Forderungen ausgesetzt waren, interessant.

---

98 Diego Velázquez (1599–1660), spanischer Hofmaler.

99 Dursy, Emil: Entwicklungsgeschichte des Kopfes des Menschen. Tübingen 1869; Kölliker, Theodor: Über das os maxillare des Menschen und die Anatomie der Hasenscharte und des Wolfsrachens. Nova Acta der Ksl. Leop. Carol. Deutsche Akademie der Naturforscher, Bd. XLIII Nr. 5, Halle 1882, S. 325; Biondi, D.: Lippenspalte und deren Komplikationen. Virchows Archiv für pathologische Anatomie und Physiologie, Bd. 111B, Berlin 1888, S. 125. Vgl. Eickhoff, Albert, Diss., Düsseldorf 1936, S. 3.

Aus der Fülle der in Frage kommenden Personen stelle ich zwei exemplarisch heraus, auf deren Schicksal ich bei meinen Recherchen gestoßen bin. Bei einer Person handelt es sich um meine Patientin, Frau Sonja Z., der ich ein eigenes Kapitel widme, der andere ist der Philosoph Jürgen Habermas (*1929). Sein Schicksal ist deshalb von besonderem Interesse, weil sein Vater seit 1933 ein bekennender Nationalsozialist und Habermas selbst Mitglied der Hitlerjugend war. Er wurde 1941 in der Westdeutschen Kieferklinik von August Lindemann operiert, einem führenden, aber nicht „bekennend nationalsozialistischen" deutschen Kieferchirurgen.

Habermas hat immer offen über seine Spalterkrankung und ihre Konsequenzen zur Zeit des Nationalsozialismus gesprochen. In seinem Aufsatz „Zwischen Naturalismus und Religion" beschreibt er die politische Situation in seinem Elternhaus als „geprägt durch eine bürgerliche Anpassung an eine politische Umgebung, mit der man sich nicht voll identifizierte, die man aber auch nicht ernsthaft kritisierte".[100] Habermas war aktiver Kriegsteilnehmer seit 1944.

Interessant wäre eine nähere Untersuchung des Falls von Habermas, weil nicht bekannt ist, wie in diesem speziellen Fall mit seinen Eltern (es ist nicht bekannt, ob und welcher Elternteil ebenfalls Spaltträger war) vonseiten des Gesetzes umgegangen wurde. Häufig zeigten Mitglieder der NSDAP und überzeugte Nationalsozialisten ihr „Leiden" an und unterzogen sich freiwillig einer Sterilisation.[101] Hier hatte die Propaganda enorme Überzeugungsarbeit in den

[100] Habermas, Jürgen: Zwischen Naturalismus und Religion, S. 17 ff.

[101] Dem Autor ist aus seiner zahnärztlichen Tätigkeit noch ein anderer Fall bekannt. Sein Patient Georg K., geb. am 21.9.1937, wurde entgegen der üblichen Vorgehensweise bereits wenige Monate nach seiner Geburt Ende 1937/Anfang 1938 in der Berliner Charité von Axhausen an seiner LKG operiert. Der Vater, Mitglied der SA, hatte persönlich beim Standesamt die Geburt seines Sohnes angezeigt und so die Meldepflicht der Hebamme umgangen. Die Mutter verlegte ihren Sohn nach der OP eigenmächtig nach Hause, weil er dort zusammen mit anderen Spaltkindern in einem „eiskalten" Krankensaal lag. Nach seiner Aussage standen die Fenster in dem Saal den ganzen Tag offen. Er war deshalb an Pneumonie erkrankt und hätte diese wohl auch nicht überlebt. Weder Vater noch Mutter wurden einer Zwangssterilisation unterzogen. Der Vater kam bei einem geheimen Einsatz gegen polnische Juden im Warthegau zu Beginn des Polenfeldzugs „unerwartet" ums Leben, wie der Familie mitgeteilt wurde. Die Mutter überlebte den Krieg unbeschadet.

eigenen Reihen geleistet. Wie hoch der Anteil der zwangssterilisierten Parteimitglieder und/oder überzeugter Nationalsozialisten waren, konnte bisher nicht recherchiert werden.

Zur eigentlichen Problematik der Operation der Spaltbildung ist zunächst über die Häufigkeit der Lippen-Kiefer-Gaumenspalten in der Zeit des Nationalsozialismus zu diskutieren.[102] Dazu liegen Untersuchungen der Chirurgen Rosenthal, Axhausen und Veau vor. Sie konstatierten eine Steigerung der Häufigkeit von Spaltbildungen: 1930 war das Verhältnis von Erkrankten zu Gesunden 1:1.000, im Jahr 1941 lag es nur noch bei 1:665. Man konnte also von einer Zunahme der Erkrankung sprechen. Zusätzlich wurde festgestellt, dass Lippen-Kiefer-Gaumenspalten gelegentlich kombiniert mit Angiomen, Polydaktylie, Syndaktylie, Hypospadie, Leisten- und Nabelbrüchen auftraten.

Lange Zeit wurde unter den Chirurgen um die Festlegung des richtigen Zeitpunkts gestritten, wann der erste plastische Verschluss einer Lippen-Kieferspalte zu erfolgen hatte. Doch 1939, bei Erscheinen des Waßmundschen Lehrbuchs, war man sich einig, der plastische Verschluss müsse so früh wie möglich vorgenommen werden, d. h. sobald dem „Spaltkind" die Operation konstitutionell zugemutet werden konnte. Dabei kam es auf die vorliegende Spaltform an und in welchem Umfang die geplante Operation durchzuführen sei. Ein fester Zeitpunkt für die Operation bestand also nicht.

Die Indikation wurde nach dem Zustand des zu operierenden Kindes getroffen und war selten vor der siebten bis achten Woche nach der Geburt gegeben. Die Kinder sollten ein Mindestgewicht von 4.000 bis 5.000 Gramm haben bei einer gleichmäßigen Gewichtszunahme und ohne weitere gesundheitliche Störungen sein. Ältere Kinder konnten aufgrund ihrer altersbedingt besseren Konstitution in jedem Alter komplikationslos operiert werden.

Bei der Operation der Gaumenspalte verhielt es sich ein wenig anders. Veau operierte auch die Spaltbildung des Gaumens schon im ersten Lebensjahr. Die Mehrzahl der deutschen Kieferchirurgen (Ernst, Axhausen, Rosenthal, Waßmund und Schuchardt) lehnte einen so frühen Zeitpunkt jedoch

---

[102] Spiessl, B.: „Häufigkeit der Lippen-Kiefer-Gaumenspalten". In: Allgöwer, M.: Allgemeine und Spezielle Chirurgie. Berlin/Heidelberg 1971.

ab, denn die Mortalität der von Veau operierten Spaltkinder lag bei 9,4 %. Sie favorisierten einen Zeitpunkt ab dem zweiten Lebensjahr, um den Gaumenverschluss vorzunehmen. Man nahm dabei unter anderem Rücksicht auf die bereits durchgebrochenen Milchzähne, die eine wichtige Aufgabe bei der funktionellen Sprachbildung haben. Möglich war, wie auch bei der Kiefer-Gaumenspalte, eine Operation zu einem späteren Zeitpunkt.

Um die unterschiedlichen Operationsmethoden der Vergangenheit ein wenig kennenzulernen und zu verstehen, beschränke ich mich hier auf die Methoden der Neuzeit und deren Grundsätzlichkeit, die als Basis zur Weiterentwicklung und Verfeinerung der Operationstechniken zu Beginn des 20. Jahrhunderts dienten. Einzelne Schnittführungen oder andere Details sollen nicht genannt werden, um den Rahmen dieser Arbeit nicht zu sprengen.

Alle Chirurgen der nationalsozialistischen Ära, also der Neuzeit, bedienten sich für ihre Weiterentwicklungen grundlegend an den Studien und Theorien des Chirurgen Bernhard von Langenbeck (1810–1887) und des bereits genannten Veau. Präzisiert wurde die als „deutsche Methode“ ins Schrifttum eingegangene Operationstechnik von den Chirurgen Axhausen und Ernst. Allen war das Bestreben gemeinsam, durch eine frühzeitige Vornahme der Operation äußerlich entstellende Deformierungen zu verhindern. Dies war eine unumstrittene Maxime in der deutschen Chirurgie.

In seinem dreiteiligen Artikel „Ein Streifzug durch die Kieferchirurgie“ in der Deutschen Zahnärztlichen Wochenschrift weist Schuchardt auf diese „deutsche Methode“ hin und feiert sie als eine, die bei primärer Heilung immer [sic!] zu günstigen funktionellen und guten anatomischen Resultaten führe.[103] Axhausen nimmt zu dieser Methode in seinem 1941 im Thieme Verlag Leipzig erschienen Fachbuch „Technik und Ergebnisse der Lippenplastik“ Stellung.

Um der Gefahr der Wundinfektion und der damit erhöhten Sterblichkeit entgegenzuwirken, versuchte man, unter aseptischen Bedingungen zu operieren. Als Zeitpunkt zur Operation der Lippenspalte galt allgemein der zweite

[103] Schuchardt, Karl: „Ein Streifzug durch die Kieferchirurgie“. In: Deutsche Zahnärztliche Wochenzeitschrift, Heft 29, Ausgabe vom 21.07.1939, 42. Jahrgang, München, S. 667.

Lebensmonat als ideal, trotz bestehender Gefahren. Die Korrektur (Verschluss) einer eventuell zusätzlich bestehenden Gaumenplastik sollte so früh wie möglich vorgenommen werden, damit die Kinder bei Eintritt in die Schule über eine normale Sprache verfügten.

Historisch gesehen ist die chirurgische Korrektur der Lippen-Kiefer-Gaumenspalte jünger als die Lippenspalten-Operation. Prinzipiell gehen alle Operationstechniken davon aus, dass trotz der Spaltbildung genügend Gewebe vorhanden ist. Durch eine „Umverteilung" des Gewebes (Schleimhaut und Muskel) kann eine formende Plastik, vertrauend auf den Muskelzug neben der physiologischen Wachstumsrichtung, geschaffen werden (Veau). Von Veau stammt auch der Gedanke der Schließung der nasalen Schleimhaut über dem harten Gaumen, den Axhausen dann mit seiner Methode aufgriff, umsetzte und fest ins Operationsgeschehen etablierte.

Die anderen genannten Chirurgen – Ernst, Rosenthal und Waßmund – versuchten diese Operationsmethode den individuellen Umständen und den erforderlichen anatomisch-physiologischen Gegebenheiten anzupassen und der von Schuchardt genannten „deutschen Methode" entgegenzusetzen, mit unterschiedlichen Ergebnissen. Während die einen zurückliegende Methoden als historisch „veraltet" verwarfen, nahmen andere diese wieder auf und propagierten sie unter den aktuellen Bedingungen als angepasst fortschrittliche Methoden.

Auf diese Weise, wurde argumentiert, „fallen die Mängel der früheren Plastiken nicht der operativen Idee zur Last, sondern der primitiven technischen Ausführung" (zitiert nach Axhausen). Durch neueste technische Fortschritte waren diese Probleme vermeidbar geworden. Mit diesen Ansichten und ihrer praktischen Umsetzung schrieb Axhausen unter den Operateuren der Lippen-Kiefer-Gaumenspalten Geschichte.

Ausschlaggebend für eine erfolgreiche Lippen-Kiefer-Gaumenspalten-Operation in den 1930er-Jahren war meines Erachtens weniger die Methode der Operation, sondern der Stand der technischen und der chirurgischen Ausführung. Zweifellos konnte man sich nicht von vornherein auf eine Methode festlegen, denn die Operationstechnik war weitgehend vom Alter, der

Situation und der Eigenart der Spalte abhängig. Ausschlaggebend für das Gelingen war weiterhin die – von allen Autoren empfohlene – interdisziplinäre Zusammenarbeit mit Sprachtherapeuten und Zahnärzten, bis man von einem vollständigen Erfolg der Therapie sprechen konnte.

Heutzutage wird konzeptionell unterschieden nach Primär-Operationen und unter Umständen durchzuführenden Sekundär-Operationen. Letztere hier zu besprechen, würde zu weit führen. Die Behandlungskonzepte bauen je nach Klinik bei ihrer Umsetzung auf Mehrzeitigkeit und Einzeitigkeit. Bei den Primär-Operationen handelt es sich um den Verschluss von Lippe, Gaumensegel (Velum) und dem knöchernen Gaumen (Palatinum). Die Lippe wird meist im Alter von drei bis sechs Monaten operiert.

Bezüglich des Zeitpunkts der Operation des Gaumens (Hartgaumen und Gaumensegel) bestehen unterschiedliche Auffassungen in den Spaltzentren. Zum einen soll der Gaumen möglichst früh geschlossen werden, um einen normalen Spracherwerb zu ermöglichen, zum anderen sollte die Operation möglichst spät erfolgen, um den Wachstumsprozess des Kiefers durch die Operationsnarben möglichst wenig zu stören. Das Gaumensegel wird je nach Spaltzentrum mit drei bis zwölf Monaten operiert, der Hartgaumen mit 6 bis 18 Monaten.

Die weitergehende umfassende psychische Betreuung der Kinder aufgrund der langwierigen und komplizierten Behandlung, wie sie heutzutage empfohlen wird, lässt sich bei den Chirurgenpersönlichkeiten der Nazi-Zeit nicht finden. Dieser Gedanke hätte den als grundsätzlich inhuman zu bezeichnenden Leitlinien der NS-Medizin sehr widersprochen.

3.2. Zielsetzung des „Gesetzes zur Verhütung erbkranken Nachwuchses": Methodik und Durchführung der Sterilisation

Das GVeN war nicht nur ein rassenideologisches Instrumentarium für bevölkerungspolitische Zwecke, es diente auch der zwangsweisen Durchsetzung der inhumanen, aggressiven rassenpolitischen Ideen eines totalitären Systems.

Um das bevölkerungspolitische Ziel zu verwirklichen, mussten seine Anwender (Staatsanwälte, Richter und Ärzte) neben dem Zweck der Strafe auch dem bevölkerungspolitischen Sinn entsprechen. Die Zwangssterilisation wurde unausgesprochen zu einer Strafe erhoben, was die Betroffenen in jeder Form nicht nur als „krank" diffamierte, sondern auch gegenüber der „gesunden" Bevölkerung kriminalisierte.

Im Gesetzeskommentar wird sehr deutlich von einer „Verurteilung" gesprochen. Damit konnten die Nationalsozialisten die Durchsetzung des GVeN durch Staatsanwälte überwachen lassen und kontrollieren, dass die Gerichte die vorgeschriebenen Maßnahmen auch wirklich anwendeten und nicht aus Rücksicht auf Einzelne ein zögerliches Verhalten an den Tag legten. Lobend erwähnt der Kommentar den „hohen Stand der Chirurgie", der es ermöglichte, „die sterilisierende Operation als Kampfmittel" gegen Erbkrankheiten anzuwenden. Dazu wird (fälschlicherweise) der Vergleich mit der zu heilenden Krankheit bemüht und festgestellt, dass durch Anwendung des Gesetzes Erbkrankheiten gebannt und verhindert würden und dadurch eine „Heilung am Volkskörper" eintrete.

Erneut wird erzieherisch darauf hingewiesen, dass die für die Pflege und Fürsorge der Erkrankten ausgegebenen „Millionen" letztendlich nicht für „Erbkranke und Verbrecher" ausgegeben würden, sondern dem „Erbgesunden" zur Verfügung gestellt werden müssten. Die „Verminderung der rassenuntauglichen Elemente, die einen Teil der Volkskraft und des Volksvermögens verbrauchen", so Albert Döderlein, war ein Ziel dieser Politik.[104] Die „Aufzucht" gesunder Kinder solle gefördert, „der Erbgesunde" dürfe nicht per se benachteiligt werden.

Das GVeN entsprach der von Hans Frank genannten Bedingung, für ein Gesetz sei die Anwendung und Auslegung von Wichtigkeit:

[104] Albert Döderlein (1860–1941), Geheimrat und Gynäkologe, Kommentar zum Sterilisierungsgesetz.

„[...] weder in allzu großer Strenge, noch in unbestimmter Billigkeit liegt das Maß der Rechtsanwendung, sondern in dem richtigen Verständnis des Rechtsgeistes."[105]

Die Rechtsauffassung des Nationalsozialismus wurde im GVeN idealtypisch deutlich: das Gesetz diente als Träger der Gerechtigkeit.

Ebenfalls im Gesetzeskommentar beschreibt Erich Lexer (1867–1937) ausführlich mit dem nötigen Pathos und Vorwort die Eingriffe zur „Unfruchtbarmachung des Mannes".[106] Der bis heute fachlich hoch angesehene Chirurg steuerte 1934 nicht nur einen zeitgemäßen fachlichen Beitrag zum offiziellen Kommentar zum GVeN bei, sondern er betätigte sich auch praktisch einschlägig, indem zwischen 1934 bis 1937 in seiner Münchener Klinik 1.050 „Erbkranke" sterilisiert wurden. Als Präsident des 60. Chirurgenkongresses und Vorsitzender der „Deutschen Gesellschaft für Chirurgie" dankte Lexer 1936 Hitler „aus ganzer Seele" und grüßte ihn „ehrfurchtsvoll" mit einem kräftigen „Sieg Heil" – vollkommen im Sinne der Versammelten, die laut Protokoll mit einem „begeisterten Beifall" sekundierten.[107]

Für die Beschreibung der „Eingriffe zur Unfruchtbarmachung" der Frau konnten die Herausgeber Albert Döderlein verpflichten. Die Sterilisation des Mannes erfolgte durch die Durchtrennung der Samenleiter. Die Sterilisation der Frau war aufgrund der anatomischen Verhältnisse aufwendiger und schwieriger durchzuführen, denn die Keimdrüsen der Frau liegen innerhalb der Bauchhöhle, im Gegensatz zu denen des Mannes. Die Operation wurde als schwerer Eingriff in den Körper der Frau eingestuft. Zur Sterilisierung wurden hauptsächlich als sichere Maßnahme die Unterbrechung des Eileiters und die manuelle Quetschung der Ovarien empfohlen und angewendet. Wegen dieses

---

105 Hans Frank (1900–1946), Reichsrechtführer, Präsident der Akademie für deutsches Recht; Aufsatz aus „Der deutsche Rechtsstaat Adolf Hitlers" im NS-Organ „Deutsches Recht", Abdruck einer Rundfunkrede im Deutschlandsender, 1934.

106 Erich Lexer (1867–1937), Chirurg, Kommentar zum Sterilisierungsgesetz.

107 Jachertz, Norbert: „Medizin in der NS-Zeit: Anpassung ist eine Ehrenpflicht". In: Deutsches Ärzteblatt 2011, S. 17. Online-Version: http://www.aerzteblatt.de/archiv/97271 [eingesehen am 25.06.2016].

technisch aufwendigen Eingriffs versuchte man später, auch andere Methoden zu entwickeln und umzusetzen, etwa die Sterilisierung durch Röntgenstrahlen.

Der chirurgische Eingriff wurde ausschließlich in staatlichen und kommunalen Kranken-, Heil- und Pflegeanstalten vorgenommen und durfte nur von einem im Deutschen Reich approbierten Arzt durchgeführt werden. Dem späteren „Heimtückegesetz“ vom 20. Dezember 1934 vorgreifend, waren alle Personen, die einen medizinischen Beruf ausübten, in mehrfacher Hinsicht verpflichtet, das Vorliegen einer „Gefahr“ für den „Volkskörper“, in diesem Fall durch das Auftreten einer Lippen-Kiefer-Gaumenspalte und anderer Missbildungen, anzuzeigen. Diese Verordnungen und Gesetze waren ein wesentlicher, „nicht wegzudenkender Bestandteil nationalsozialistischer Diktatur“.[108]

[108] Dörner, Bernward: Heimtücke. Das Gesetz als Waffe. Paderborn 1998, S. 18.

4 Ein Familienschicksal aus dem Gau Sachsen 1933–1942: die Akte Zimmermann[109]

Nachvollzogen aus persönlichen Erinnerungen meiner Patientin Frau Sonja S. und Akten des Erbgesundheitsgerichts Zwickau aus den Jahren 1936/37, gefunden im Sächsischen Staatsarchiv[110]

Im folgenden Kapitel wird das Schicksal einer vom GVeN betroffenen jungen Mutter geschildert, die zum Zeitpunkt der „Unfruchtbarmachung" mit ihrer

---

109 Sächsisches Staatsarchiv, Staatsarchiv Chemnitz, 30145, Amtsgericht Zwickau Nr. 5357 (schriftliche Zitierempfehlung des sächs. Staatsarchivs vom 29.10.2014/ E-Mail an den Verfasser vom Tag). Bei der vorliegenden Akte handelt es sich um eine Blattsammlung von insgesamt 22 Blättern ohne Paginierung. Von mir verwendete Zitate werden an entsprechender Stelle als „Zitat a. a. O." gekennzeichnet. Eine Paginierung wurde von mir nachträglich nicht vorgenommen. Bei der Reihenfolge richte ich mich nach dem Antragsmuster der vom Gesetzgeber vorgeschriebenen Ausführungen zur Anlage zum Hauptantrag, gefunden in: Gütt/Rüdin/Ruttke: Zur Verhütung erbkranken Nachwuchses. Gesetz und Erläuterungen. München 1934.

110 Sächsisches Staatsarchiv/Staatsarchiv Chemnitz, Aktenzeichen (61 XIII 586/36), Erbgesundheitsgericht Zwickau beim Amtsgericht Zwickau. Hilde Zimmermann, geb. Wilde, geboren am 06.09.1906 in Höckendorf, verstorben am 05.09.1990 in Glauchau. Krankenblätter der Tochter Sonja S., geb. Zimmermann, geboren am 16.08.1933 in Glauchau. Die Krankenblätter der Tochter, Frau Sonja Zimmermann, wurden mir in Kopie freundlicherweise vom Universitätsklinikum Leipzig AöR, Departement für Kopf- und Zahnmedizin zur Verfügung gestellt. Insgesamt handelt es sich um 4 Blätter ohne Paginierung. Eine Reihenfolge kann eingehalten werden beim Zitieren. Zitate werden an entsprechender Stelle als „Zitat a. a. O." gekennzeichnet. Im Anschreiben der Universität Leipzig an den Verfasser heißt es: „[...] bei der Patientin wurde noch im Geburtsjahr tatsächlich hier in Leipzig die Lippenspalte verschlossen und 1942 der Gaumen operiert. Leider existieren von die-

Familie in Sachsen lebte. Sie war seit 1930 mit Karl Zimmermann verheiratet und wohnte mit ihm und den zwei gemeinsamen Kindern in Glauchau, Im Erlensteig 67. Im Jahr 1930 hatte sie erstgebärend zunächst einen gesunden Sohn zur Welt gebracht, am 16. August 1933 wurde ihre Tochter Sonja Zimmermann mit einer linksseitigen totalen Lippen-Kiefer-Gaumenspalte geboren. Der von mir hier aufgeschriebene Lebensbericht entstand aus dem Studium der Akte des Erbgesundheitsgerichts und dem Gerichtsprotokoll des Erbgesundheitsgerichts Zwickau sowie aus persönlichen Gesprächen mit der Tochter der Betroffenen.

Zunächst wende ich mich der ebenfalls vom Leiden der Mutter betroffenen, aber nicht verfolgten Tochter Sonja Zimmermann, jetzt verheiratete Sonja S., zu. Während meiner praktischen Tätigkeit als Zahnarzt traf ich durch Zufall die mittlerweile 83-jährige Tochter der „Erbkranken", die sich bei mir zu einer zahnärztlichen Kontrolle angemeldet und dann anvertraut hat. Äußerlich war sofort eine Vernarbung im linken Lippenbereich auszumachen. Ebenfalls bestand eine deutlich „näselnde" Sprache. Bei der von mir vorgenommenen oralen Inspektion stand der im mittleren Bereich unverschlossene Gaumen im Vordergrund. Die Patientin ist seit vielen Jahren Prothesenträgerin im Ober- und Unterkiefer.

Angesprochen auf das im Gaumen bestehende Restloch gab die Patientin zunächst nur sehr zögerlich an, sie wäre bereits in ihrem Geburtsjahr 1933 operiert worden, damals wäre nur ein Lippenverschluss im Krankenhaus St. Jakob in Leipzig vorgenommen worden. Erst im Kriegsjahr 1942 wurde dann versucht, in zwei Schritten auch ihren Gaumen operativ zu verschließen. Der erste dieser Eingriffe wurde ebenfalls im St.-Jakob-Krankenhaus vorgenommen. Beide Male war der Operateur Wolfgang Rosenthal. Die Vorgehensweise beim Verschluss der bei der Patientin vorhandenen linksseitigen totalen Lippen-Kiefer-Gaumenspalte entsprach insgesamt dem von Rosenthal ausgearbei-

ser Zeit keinerlei Unterlagen mehr. Herr Professor Rosenthal brachte 1943 seine Patienten im Jagdschloss Thallwitz vor den Bombenangriffen in Leipzig in Sicherheit. Später beherbergte das Schloss Thallwitz das Spaltzentrum Wolfgang-Rosenthal-Klinik. Als 1994 diese Einrichtung in die Universität Leipzig integriert wurde, kamen auch alle Unterlagen aus der Klinik Thallwitz mit nach Leipzig. Deshalb verfügen wir nun auch über die Eintragungen von damals [. . .]".

teten und angewendeten Behandlungsschema, basierend auf seinen persönlichen Vorstellungen und Erfahrungen.

Leider konnte sich Sonja S. nur noch lückenhaft an den Klinikaufenthalt erinnern. Sie hatte eine vage Erinnerung an die Person Rosenthals, den „gütigen Herrn Professor", den sie als besonders freundlich und liebevoll im Umgang mit seinen „Spaltkindern" beschrieb. Sie sprach von einer vollständigen Belegung aller Betten mit Kindern verschiedener Altersstufen, die sich in der Klinik trotz des Kriegs zur Behandlung eingefunden hatten. Deutlicher erinnerte sie sich an die Kriegsgeschehnisse während ihres Aufenthalts in Leipzig. Wegen dieser Ereignisse wurde die Patientin nach der 1942 von Rosenthal vorgenommenen Operation wieder relativ schnell nach Hause entlassen. Bekannt ist, dass Rosenthal zu Beginn des Kriegsjahrs 1943 seine Abteilung aus dem St.-Jakob-Krankenhaus in Leipzig im Jagdschloss Thallwitz untergebracht hatte, um die Patienten vor den Bombenangriffen auf Leipzig in Sicherheit zu bringen.

Verfolgt man den weiteren Verlauf der Krankengeschichte insbesondere nach Kriegsende, muss bereits an dieser Stelle gesagt werden, dass beim Verschluss des harten Gaumens bedauerlicherweise kein dauerhafter Behandlungserfolg erzielt werden konnte. Bei der Patientin trat mehrfach postoperativ die nicht ungefährliche und daher gefürchtete Komplikation der Nahtdehiszens auf.[111] Nach dem Krieg musste sich Sonja S. wiederholt in operative Behandlung begeben, wobei versucht wurde, einen dauerhaften Verschluss des Gaumens herbeizuführen. So wurde 1950 in Thallwitz ein weiterer Versuch eines Verschlusses des Restlochs durch nasale Naht und Überlegen eines Lappens vorgenommen. Der Name des Operateurs ist den Unterlagen leider nicht zu entnehmen. Man plante eine Pharynxplastik nach Rosenthal.

Ebenfalls erfolgte eine weitere, dem Alter nach notwendige Korrektur des Lippenverschlusses, um ein angemesseneres ästhetisches Resultat zu erhalten, denn die Patientin befand sich mittlerweile in ihrem 18. Lebensjahr. Bei der Entlassung befand der entlassende Arzt, die Lippe sei in „sehr schöner Form" verheilt. Von einem Restlochverschluss wurde zunächst Abstand ge-

[111] Als Nahtdehiszens bezeichnet man das Auseinanderklaffen einer vernähten Wunde.

nommen. Durch Mobilisierung eines Palatinallappens wurde dieser 1953 wieder in Thallwitz vorgenommen, unter Beibehaltung eines wesentlich kleineren vorderen Restlochs, welches im Folgejahr 1954 verschlossen werden sollte. Bis 1964 liegt kein weiterer dokumentierter Behandlungs-/Versorgungsverlauf der Patientin vor. Erst am 9. Dezember 1964 wurde sie durch ein Schreiben der Thallwitzer Klinik aufgefordert, sich erneut zur Behandlungsplanung vorzustellen, diesmal jedoch „ausnahmsweise" in der Universitäts-Kieferklinik Leipzig CI.

Privat erzählte Sonja S. mir gegenüber, sie habe sich später geweigert, weitere Operationen zum Verschluss des Gaumens vornehmen zu lassen. Sie hatte sich „mit ihrem Schicksal arrangiert". Auch ein weiterer Therapieversuch im Virchow-Krankenhaus in (West-)Berlin zu einem noch späteren Zeitpunkt konnte nicht umgesetzt werden und scheiterte. Die Patientin hatte sich damals entschlossen, ihren Restzahnbestand im Ober- und Unterkiefer entfernen zu lassen, um durch das Tragen einer Oberkieferprothese einen Verschluss des Restloches nunmehr künstlich herbeizuführen. Nach ihren eigenen Worten hat sie sich durch diesen Entschluss bis zum heutigen Tag „eine Erträglichkeit ihres angeborenen Leidens" geschaffen.

Soweit zu den mir vorliegenden Kopien der Krankenblätter der Sonja S., geb. Zimmermann. Angeregt durch meine Arbeit „Zwangssterilisation bei Lippen-Kiefer-Gaumenspalten-Patienten" wandte ich mich zur weiteren Recherche an das Sächsische Staatsarchiv in Chemnitz, wobei es mir gelang, die Akte des Gerichtsverfahrens zur Zwangssterilisation der Mutter von Sonja S. beim Amtsgericht Zwickau vollständig zu erhalten. Im weiteren Verlauf möchte ich mich zunächst diesem Verfahren zuwenden, bevor ich dieses Kapitel mit einer abschließenden Würdigung und einer zeitlichen Einordnung beende.

Die mir vorliegende Aktenkopie besteht aus dem Teilaktendeckel des Erbgesundheitsgerichts Zwickau beim Amtsgericht Zwickau mit dem Aktenzeichen 61 XIII 586/36, weiter versehen mit dem Namen der Antragstellerin Zimmermann, Hilde, geb. Wilde, sowie ihrem Geburtsdatum, dem 6. September 1906. Neben einer Anmerkung zum Grund der Anlegung der Akte („schwere erbliche körperliche Mißbildung") findet man noch einen undatierten „Erledigungs-Vermerk" auf dem Aktendeckel. Diesem folgt ein jeweils als

Anlage 4 gekennzeichneter Antrag auf Unfruchtbarmachung in zwei Ausfertigungen, zunächst der „persönliche“ Antrag der „Erbkranken“ selbst und dann der „Zusatzantrag“ des zuständigen Leiters des Gesundheitsamtes Glauchau, dem Wohnort der Antragstellerin, einem Dr. Schmidt. Dieser enthält eigens den handschriftlichen Hinweis: „der Antrag wird von mir [...] vorsorglich mit gestellt.“

Beide Anträge werden „auf Grund der §§ 1 bis 3 des Gesetzes zur Verhütung erbkranken Nachwuchses vom 14. Juli 1933 (Reichsgesetzbl. I S. 529)“ gestellt.[112] Als Grund wird eine „schwere erbliche körperliche Mißbildung“ genannt. Der Antrag der Betroffenen wird zunächst nur mit einer „angeb. Hasenscharte und Wolfsrachen“ begründet, deutlich nachträglich ergänzt durch die „offizielle“ Begründung des Antrags. Unzweifelhaft erkennbar ist die Schrift des Leiters des Gesundheitsamts, der die Begründung [nachträglich? S.P.] eingefügt hat. Auffällig ist, dass der persönliche Antrag von der Antragstellerin nicht selbst unterschrieben wurde. Er war offensichtlich untergeordnet „stellvertretend“, nur der Antrag des Dr. Schmidt zeigt eine Unterschrift, wobei zu seinem Namen noch der „Stand, Wohnort und Strasse“ angegeben sind.

Beide Anträge wurden am 2. November 1936 gestellt und gingen beim Amtsgericht Zwickau am 8. November 1936 ein, dies wird durch einen Eingangsstempel des Gerichts nur auf dem behördlichen Antrag bestätigt (Vordruck Nr. 83). Zur Glaubhaftmachung der Anträge ist ihnen eine „Ärztliche Bescheinigung“ gemäß des Gesetzes beigefügt, außerdem weitere Formulare, die die „Eigene Vorgeschichte des E.“ [Erbkranken, S. P.] und dessen bei der Untersuchung festgestellten körperlichen Befund belegen. Bei der ärztlichen Bescheinigung handelt es sich lediglich um eine Bestätigung ärztlicherseits, dass die Betroffene „über das Wesen und die Folgen der Unfruchtbarmachung aufgeklärt worden ist“, und dass „der Genannten gleichzeitig das Merkblatt über die Unfruchtbarmachung ausgehändigt worden“ [ist, S. P.]. Auch diese ärztliche Erklärung ist nicht von der „Patientin“ unterschrieben, sondern nur

112 Ein Verweis des Gerichts auf „Ziff. 8“ des genannten Paragraphen fehlt an dieser Stelle. Ziffer 8 des §§ 1 GVeN verlangte die Zwangssterilisation bei „schwerer körperlicher Mißbildung“.

von dem Arzt, der die Untersuchung durchgeführt hat, einem Dr. W. Hermann [Nachname unleserlich, S. P.], der als seinen Stand „Hilfsarzt“ angibt.

Dieser ärztlichen Bescheinigung folgen unter Punkt I „Angaben über die näheren Familienangehörigen“. In diesem Fall werden nur der Ehemann Karl Zimmermann und der Vater der Patientin, Bruno Wilde, der bereits 1931 in Glauchau verstorben ist, genannt (Vordruck Nr. 84). Nun wird unter Punkt II die „Eigene Vorgeschichte des Erbkranken“ erhoben. Dabei handeln Punkt 1a bis g allgemein interessierende Fragen zur Person ab, die nur allzu deutlich auf eine möglichst stützbare Begründung einer Unfruchtbarmachung abzielen.

Es werden daher nicht nur medizinisch relevante Fragen wie etwa nach „durchgemachten Erkrankungen“ (Frage 1a und 1c) gestellt, sondern auch sehr speziell ideologisch ausgerichtete Fragen wie zum Beispiel zur sozialen und geistigen Entwicklung der angegebenen Person: „Wie war die geistige Entwicklung des (der) E. (Schulleistungen bzw. -erfolge, Interesse an der Politik usw.)?“ (Frage 1b und 1e). Ebenso fragt man die Entwicklung des Berufslebens, etwaige Konflikte mit dem Strafgesetzbuch und das Sexualleben ab (Fragen 1d und 1f). Zu guter Letzt werden Alkoholismus und der Missbrauch von Rauschgiften erwähnt und abgefragt (Frage 1g).

Die erhobenen Antworten des Untersuchenden zur Person fallen in allen Bereichen unauffällig aus. Bei den durchgemachten körperlichen Erkrankungen werden Unterleibsbeschwerden ohne genauere Spezifizierung genannt, die Frage nach der geistigen und ideologischen Entwicklung wird schlichtweg mit „Volksschule“ beantwortet.

In den nachfolgenden Punkten (2. bis 4.) wird versucht, „die Entwicklung des Leidens“ einzugrenzen, auch unter Bezugnahme auf Bezeugungen durch „sonstige Personen, die über den (die) E. und seine Verwandte Auskunft geben“ [können, S. P.]. Die Entwicklung des Leidens wird mit „angegeben“ beantwortet, während die mögliche Bezeugung durch Personen bezüglich der Vererbung der vorliegenden Erkrankung vollständig unbeantwortet bleibt. [An dieser Stelle ist einzufügen, dass die Tochter Sonja S. in meiner Befragung zum Vorkommen der Lippen-Kiefer-Gaumenspalte in der Familie mütterlicherseits eingeräumt hat, dass dieses Leiden dort in der weiblichen Linie vertreten war. Über die Häufigkeit konnte sie aber keine Angaben machen, S. P.]. Demzufolge wird auch die Frage, ob „Vater oder Mutter der E. befallen waren", mit „nicht bekannt" beantwortet.

Eine als II gekennzeichnete Anlage fehlt in der Kopie der mir zur Verfügung gestellten Akte. Es folgt ein ausführlicher körperlicher Befund unter Punkt III. Betreffs des Allgemeinzustands der Patientin werden ausführliche Fragen nach dem Zustand des „Nervensystems" gestellt. Hier ist auffällig, dass wesentliche Fragen, zum Beispiel nach Reflexen, Sensibilität und Ataxie, erneut vollständig unbeantwortet bleiben. Lediglich erwähnt wird [an falscher Stelle, S. P.], dass eine „nasale Sprache infolge der Gaumenspalte" vorliege. Der weitere Befund, der unter III/2 aufgeführt wird, soll den psychischen Befund dokumentieren. Hier werden in allen Punkten keine Einschränkungen festgestellt [ohne Befund, S. P.].

Abschließend kommt der Untersuchende zur Diagnosestellung, die vollständig zitiert werden soll. Demnach handele es sich bei der Patientin um eine „schwere erbl. körperl. Mißbildung. (angeb. Hasenscharte u. Wolfsrachen)". Es bestehe „kein Anhaltspunkt für erworb.", „Tochter (z. Zt. 3 Jahre alt) hat ebenfalls: Hasenscharte u. Wolfsrachen." Der Patientin wird bescheinigt, „geschäftsfähig" zu sein. Unterzeichnet sind die Befundbögen wieder vom Untersuchenden, dem Hilfsarzt Dr. W. H. [Nachname unleserlich, S. P.] Diese letzte Seite des Antrags ist zusätzlich mit mehreren amtsinternen Bemerkungen versehen (Ablage, Benachrichtigungen etc.), darunter einem Stempelaufdruck des Staatlichen Gesundheitsamts Glauchau.

Weiterhin enthält die Akte das Protokoll der nichtöffentlichen Sitzung des Erbgesundheitsgerichts beim Amtsgericht Zwickau, vor dem das Verfahren am 7. Dezember 1936 durchgeführt wurde. Genannt wird das bereits bekannte Aktenzeichen 61 XIII 586/36. Anwesend bei diesem Verfahren – im Protokolltext als „gegenwärtig" bezeichnet – sind als Vorsitzender der Amtsgerichtsrat Dr. Schulze, der Medizinalrat Dr. Simon als juristischer Beisitzer und ein „als mit der Erbgesundheitslehre besonders vertrauter approbierter Arzt", Dr. med. Kalle aus Wilkau-Haßlau; so, wie es das GVeN vorschrieb.

Neben diesen genannten Personen wird ein Referendar Thormeyer als Urkundsbeamter der Geschäftsstelle [des AG Zwickau, S. P.] erwähnt. Zum „Verfahren betreffend die Unfruchtbarmachung der Hilde Zimmermann geb. Wilde, in Glauchau, Erlensteig 67“ [handschriftlich eingefügt, S. P.] wird protokolliert, dass „niemand“ erscheint. Es wird also ein Verfahren in Abwesenheit der Betroffenen geführt und dementsprechend „nach mündlicher Beratung“ ein Beschluss gefasst, über den das Protokoll Auskunft gibt. Dieses Deckblatt zum Protokoll ist unterzeichnet vom Vorsitzenden und vom Urkundsbeamten.

Das Ergebnis der mündlichen Beratung vorwegnehmend wird berichtet, dass die betroffene „Erbkranke [...] unfruchtbar zu machen ist.“ Nach einem notwendigen Rechtshilfehinweis, dass eine Beschwerde wie üblich bei der nächsthöheren Instanz eingelegt werden könne – in diesem Falle handelte es sich um das Erbgesundheitsobergericht beim Oberlandesgericht Dresden –, fährt das Gericht mit der Begründung des Beschlusses fort. Die Betroffene habe „freiwillig“ ihre „Unfruchtbarmachung“ beantragt, gestützt aber durch einen selbstständigen Antrag auf „Unfruchtbarmachung“ durch den Amtsarzt Dr. Schmidt beim Gesundheitsamt Glauchau.

In der Begründung wird auf ein Gutachten des Amtsarztes Bezug genommen, basierend auf dem „Reichsgesetz zur Verhütung erbkranken Nachwuchses“ vom 14. Juli 1933. Ihr „Leiden“ wird definiert als im Sinne von § 1 Abs. 2 Ziff. 8 des Gesetzes, also als eine „schwere erbliche körperliche Missbildung“. Weiter wird ausgeführt, dass der Amtsarzt zwar keine weitere familiäre erbliche Belastung feststellen konnte, aber weil die Betroffene das Leiden bereits auf eines ihrer Kinder vererbt habe, dieser Umstand bewiesen sei und demnach ihr eigenes „Gebrechen“ und das der Tochter als erblich zu kennzeichnen seien. Es wird festgehalten, dass eine Erbkrankheit als Leiden vorliege. Vorausschauend wird vom Gericht „ohne Zweifel erwartet“, dass die Betroffene weitere Nachkommen zukünftig mit „schweren Erbschäden“ gebären werde. „Hiernach und da auch die sonstigen und Voraussetzungen des Gesetzes erfüllt sind, hat das Gericht antragsgemäß die Unfruchtbarmachung beschlossen.“ Das Protokoll ist unterzeichnet von den drei anwesenden Beschlussfassenden: Dr. Schulze, Dr. Simon und Dr. Kalle.

Am Schluss der Akte finden wir neben den Kopien der Zustellungsurkunden an die am Verfahren beteiligten Personen auch eine Mitteilung – nicht etwa der Betroffenen selbst, sondern des Amtsarztes aus Glauchau, der durch seine Unterschrift bestätigt, dass er keinen Einspruch gegen den ergangenen Beschluss einlegen werde.

Angefügt ist noch der ärztliche Bericht der durchgeführten „Unfruchtbarmachung“, unterzeichnet von einem Dr. Apel/„Geburtshilfl.-gynaekol. Abteilung des Stadtkrankenhauses Glauchau“. Der Eingriff wurde am 17. Februar 1937 vorgenommen und als „Durchtrennung der Eileiter und keilförmige Excidierung der uterinen Stümpfe“ beschrieben. Die Operierte wurde als „geheilt“ aus dem Krankenhaus am 2. März 1937 entlassen. Geheilt wird hier definiert im Sinne des Artikels 8 (2) der Ausführungsverordnung vom 25. Februar 1935 (Reichsgesetzesblatt I, S. 289). Der ärztliche Bericht liegt in zweifacher Ausfertigung vor, zunächst als Bericht an die Geschäftsstelle des Erbgesundheitsgerichts Zwickau und weiterhin an den Amtsarzt des Gesundheitsamts in Glauchau. Letzterer weist eine maschinengeschriebene Korrektur bezüglich des Leidens im Sinne einer Konkretisierung auf.

– Ende der Akte Az. 61 XIII 586/36 des Erbgesundheitsgerichts Zwickau –

4.1. Konklusio

Aus der Verfahrensakte ist rein formal festzustellen, dass das Verfahren über die Betroffene Hilde Zimmermann, abgehalten vor dem Erbgesundheitsgericht Zwickau, den damaligen Verfahrensregelungen entsprach. Die Antragstellung erfolgte mit dem üblichen behördlichen Druck gegenüber der Betroffenen. Zieht man zum Vergleich den Gesetzeskommentar von Gütt, Rüdin und Ruttke hinzu, findet man diese Aussage bestätigt. Auf S. 63 ff. findet man die Ausführungsverordnung. Kurz wird das Gesetz noch einmal erläutert, exemplarisch werden die dem Antrag vom Untersuchenden beizufügenden Anlagen 1–7 (S. 67–80 dieser Ausgabe) aufgezeigt.

Beim Antrag der Betroffenen fehlen die Anlagen 3 und 5a. Offensichtlich erschien der Intelligenzprüfungsbogen bei diesem Sachverhalt nicht erforderlich, da kein psychisches Leiden konstatiert wurde. Ein allgemein gehaltener psychischer Befund findet sich sehr wohl (Anlage 5).

4.2. Würdigung

Aus der Akte der Hilde Zimmermann ist zu entnehmen, welche konkreten Erfahrungen und welches Leiden sie durchgemacht hat, weil sie einem künstlichen Menschenideal nicht entsprach. Das Gesetz zur Verhütung erbkranken Nachwuchses hat ihr persönliches Unglück und immenses Leid gebracht. Sie wurde stigmatisiert und gezwungen, ihre persönliche und seelisch-körperliche Unversehrtheit aufzugeben. Nicht nur, dass sie sich durch den körperlichen Eingriff und das Gerichtsverfahren wie eine Straftäterin vorgekommen sein muss; sie wurde auch durch die viel beschworene „Volksgemeinschaft“ diskriminiert und ausgeschlossen.

Durch das angewendete Prinzip der „Selektion“ wurde sie geächtet, musste sich einem Gerichtsverfahren stellen und einer nicht unriskanten Operation unterziehen. Betrachtet man die Akte Zimmermann mit allen Konsequenzen, scheint es beinahe unvorstellbar, dass etwa 400.000 weitere Menschen Opfer der nationalsozialistischen Rassendiktatur in den Jahren 1934 bis 1945 geworden sind. Das Staccato in der Durchführung sowie die Handhabung dieser „Gesetzesmaschinerie“ ist Ausdruck größtmöglicher Menschenverachtung.

Wie mir die Tochter, Frau Sonja S., geb. Zimmermann, nach anfänglich großer Scheu in einem persönlichen Gespräch berichtete, wurde ihre Mutter erst zu Beginn des Jahres 1936 vom zuständigen Blockwart an das Gesundheitsamt in Glauchau wegen ihres Leidens verraten und angeschwärzt, was letztlich zu dem erzwungenen Pro-Forma-„Selbstantrag“ führte. Es war ihr bis dahin gelungen, Maßnahmen, die das GVeN für Betroffene seit dem 1. Januar 1934 vorschrieb, zu umgehen. Sie zeigte sich viel mit ihrem gesunden Erstgeborenen in Glauchau und „versteckte“ die betroffene Tochter, die zum Zeitpunkt der Meldung noch nicht einmal drei Jahre alt war.

Die Verwandtschaft zeigte sich eher desinteressiert am Leiden der Tochter und nahm es als eine Schicksalsfügung hin, weil ja die Mutter auch dieses Merkmal aufwies. Interessant ist, dass Frau Zimmermann von den anderen

Ärzten, deren Hilfe sie in der Zeit 1934 bis 1936 in Anspruch nehmen musste (Internist und Gynäkologe), bis 1936 nicht an das Gesundheitsamt gemeldet worden war. Ihre Tochter Sonja wurde 1933 im November geboren, also noch vor der Zeit der Erfassung und dem Inkrafttreten des GVeN. Es ist daher denkbar, dass die behandelnden Ärzte sich zu diesem frühen Zeitpunkt noch nicht ihrer Meldeverpflichtung unterwarfen.

Mutter und Tochter arrangierten sich mit ihrem Leiden und dem Leben. Die Mutter lebte bis zu ihrem Tod im Jahre 1990 sehr zurückgezogen und vereinsamt in Glauchau – immer geplagt von Gewissensbissen, moralisch und menschlich versagt zu haben und geprägt von großer Scham durch das erfahrene Unglück und die falsch verstandene Unterdrückung durch rassistische „Herrenmenschentheorien". Über ihre Situation und was ihr widerfahren war, wurde nicht gesprochen. Es wurde totgeschwiegen. Ebenso verfuhr die Tochter, die heute hochbetagt zurückgezogen in der Nähe von Berlin lebt. Auch sie ist geprägt durch das Schicksal der Mutter und meint, Fehler gemacht zu haben. Tief sitzt die Verunsicherung der eigenen Person und der persönlichen Werte, die sie, gänzlich „verstümmelt", von ihrer Mutter übernehmen musste, aus einer Erziehung heraus, die gekennzeichnet war durch Verstecken, Stigmatisierung und große Verunsicherung.

Ihr einziger Trost ist noch heute, dass ihr durch den Niedergang des nationalsozialistischen Terrorregimes das Schicksal der Mutter erspart blieb. In einem letzten Telefonat mit mir im April 2014 sagte sie (lebens-)resignierend: „Wissen Sie, ich habe zu viel Unglück und Leid wegen meiner Mutter und selbst auch wegen meiner Krankheit erlebt, ich gehe einfach nicht mehr raus."

Dieses Schicksal darf nicht vergessen werden. Es reiht sich ein in die vielen, bisher weiterhin unbekannten Schicksale namenloser Betroffener. Frau Sonja S. hat sich ausdrücklich mit der Veröffentlichung der Akte ihrer Mutter und ihrer eigenen Erlebnisse innerhalb meiner Dissertation einverstanden erklärt.

Ihr sei an dieser Stelle mein tiefer Dank und meine aufrichtige Anerkennung für ihren mutigen Schritt ausgesprochen. Leider gelingt es auch heutzutage nur durch so mutige und couragierte Frauen wie sie, das erlittene Unheil und die erduldete Schmach ans Licht der Öffentlichkeit zu bringen.

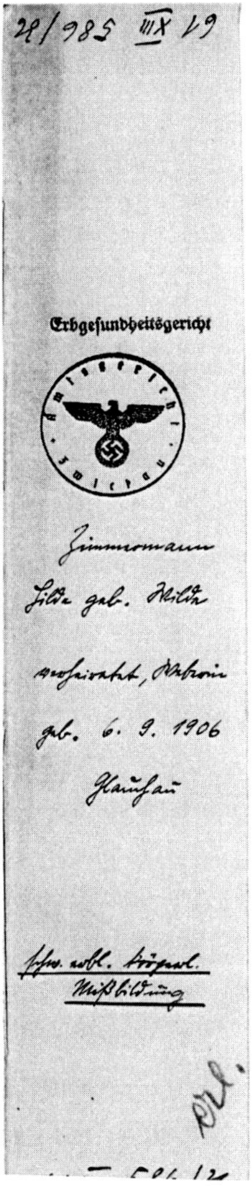
28/985 XIII 49

Erbgesundheitsgericht

Amtsgericht Zwickau

Zimmermann
Hilde geb. Wilde
verheiratet, Weberin
geb. 6. 9. 1906
Glauchau

schw. erbl. körperl.
Mißbildung

1

Anlage 4

Antrag auf Unfruchtbarmachung

Auf Grund der §§ 1 bis 3 des Gesetzes zur Verhütung erbkranken Nachwuchses vom 14. Juli 1933 (Reichsgesetzbl. I S. 529) beantrage ich — meine Unfruchtbarmachung —¹)

~~die Unfruchtbarmachung — des — der —~~ ....

~~zur Zeit wohnhaft in~~ ....

Ich — ~~Der~~ — Die — Genannte leide(t) an schwer erbl. körperl. Mißbildung (angeb. Hasenscharte u. Wolfsrachen)

Zur Glaubhaftmachung der vorstehenden Angabe beziehe ich mich — auf das ~~mein~~ anliegende(s) ärztliche — ~~amtsärztliche~~ — Gutachten — ~~auf das Zeugnis der nachbezeichneten Personen~~:

....

....

....

....

....

Ort: Glauchau, den 2. November 1936

Des Antragstellers
- Name und Vorname Hilde Zimmermann
- Stand Weberin
- Wohnort Glauchau
- Straße Lehnsteig 67

An

die Geschäftsstelle des Erbgesundheitsgerichts

in Zwickau

¹) Nichtzutreffendes ist jeweils zu durchstreichen.

58616

Vordruck Nr. 83.
Verlag Buchdruckerei der Wilhelm und Bertha v. Baensch Stiftung, Dresden A 1, Bankstraße 3. (V. 35. 10000.)

2

Anlage 4

Antrag auf Unfruchtbarmachung

Auf Grund der §§ 1 bis 3 des Gesetzes zur Verhütung erbkranken Nachwuchses vom 14. Juli 1933 (Reichsgesetzbl. I S. 529) beantrage ich — ~~meine Unfruchtbarmachung~~ —[1])

die Unfruchtbarmachung — ~~des~~ — der — Zimmermann, Hilde geb. [illegible]

zur Zeit wohnhaft in Glauchau, [illegible] 6 I

~~Ich~~ — ~~Der~~ — Die — Genannte leide(t) an schwerer erblicher körperlicher Mißbildung

Zur Glaubhaftmachung der vorstehenden Angabe beziehe ich mich — auf das/~~mein~~ anliegende(s) ärztliche — ~~amtsärztliche~~ — Gutachten — ~~auf das Zeugnis der nachbezeichneten Personen:~~

Der Antrag wird von mir noch ausführlich mitgeteilt

Ort: Glauchau, den 2. November 1936

[illegible signature]

Staatliches Gesundheitsamt Glauchau

des Antragstellers:
- Name und Vorname: Reg.-Med.-Rat
- Stand: Amtsarzt
- Wohnort: Glauchau
- Straße: [illegible] 21

An
die Geschäftsstelle des Erbgesundheitsgerichts
in Zwickau.

EINGEGANGEN
8. NOV 1936
ZWICKAU

[1]) Nichtzutreffendes ist jeweils zu durchstreichen.

Vordruck Nr. 83.
Verlag Buchdruckerei der Wilhelm und Bertha v. Baensch Stiftung, Dresden A 1, Bankstraße 3. (V. 35. 10000.)

3

Anlage 1

Ärztliche Bescheinigung

(gemäß § 2 Abs. 2 des Gesetzes zur Verhütung erbkranken Nachwuchses vom 14. Juli 1933 — Reichsgesetzbl. I S. 529)

Ich bescheinige hiermit, daß ~~der~~[1] — die — Hilde Zimmermann

zur Zeit wohnhaft in Glauchau, Erlenberg [illegible]

über das Wesen und die Folgen der Unfruchtbarmachung aufgeklärt worden ist. ~~Dem~~ — Der — Genannten ist gleichzeitig das Merkblatt über die Unfruchtbarmachung ausgehändigt worden.

Ort: Glauchau, den 2. [illegible] 1936

Straße: Staatl. Gesundheitsamt

Name: [illegible]

Stand: Hilfsarzt

[1]) Nichtzutreffendes ist jeweils zu durchstreichen.

Vordruck Nr. 80.
Verlag Buchdruckerei der Wilhelm und Bertha v. Baensch Stiftung, Dresden A 1, Bankstraße 2. (XII. 34. 5000)

Karteikarte angelegt. 4

Anlage 5

Amtsärztliches – Ärztliches[1] – Gutachten

(gemäß § 4 Satz 2 des Gesetzes zur Verhütung erbkranken Nachwuchses vom 14. Juli 1933 — Reichsgesetzbl. I S. 529)

Name und Vorname: Zimmermann Hilde geb. Wilde
(bei Frauen auch Mädchenname)

Beruf: Arbeiterin

Geboren am 6.9.06 zu [illegible] Kreis: Glauchau

Religion: ev. luth.

Letzter Wohnort: Glauchau Kreis: -/-

Straße: [illegible] 67

Anschrift der ~~Eltern~~ Mutter: Glauchau-Gesau Kreis: -/-

Straße: [illegible] 3

Anschrift des Pflegers oder Vormunds:

Kreis:

Wieviel Kinder? 2 Totgeburten: -/- Fehlgeburten: -/-

Personenstand — ledig — verheiratet — verwitwet — geschieden —

I. Angaben über die näheren Familienangehörigen

Name des Ehegatten: Zimmermann Karl

Wohnort: Glauchau Kreis: -/- Straße: [illegible] 67

Ist der Ehegatte gesund? ja

Wieviel Kinder? 2 Totgeburten: -/- Fehlgeburten: -/-

Name des Vaters: Wilde Bruno

Wohn- ~~oder~~ Sterbeort: Gl. Gesau (1931) Kreis: -/- Straße: -/-

Name der Mutter: Wilde [illegible] geb. [illegible]
(auch Mädchenname)

Wohn- oder Sterbeort: Gl. Gesau Kreis: -/- Straße: [illegible] 3

Waren die Eltern blutsverwandt? nein

[1]) Nichtzutreffendes ist jeweils zu durchstreichen.

Vordruck Nr. 84

Verlag Buchdruckerei der Wilhelm und Bertha v. Baensch Stiftung, Dresden A 1, Bankstraße 3. (V. 35. 10000).

Sind bei Vater oder Mutter die im § 1 Abs. 2, 3 des Gesetzes zur Verhütung erbkranken Nachwuchses genannten Krankheiten oder Zustände[1]) beobachtet worden oder sind sonstige körperliche oder geistige Leiden oder Abnormitäten erblicher oder nichterblicher Natur vorgekommen? Im einzelnen siehe nachstehend unter 1 und 2.	nichts bekannt

Erläuterung: Es sind nachstehend nur diejenigen Personen anzuführen, bei denen die nachbezeichneten Krankheiten oder Abnormitäten vorgekommen sind. Es sind jedesmal der Verwandtschaftsgrad, Name und Vorname — bei verheirateten, verwitweten und geschiedenen Frauen auch deren Mädchenname —, Geburtsort, Geburtsdatum — Tag, Monat, Jahr —, Konfession, Wohnort, Sterbeort, Sterbejahr anzugeben.

1. Sind in der Familie[2]) die im § 1 Abs. 2 und 3 des Gesetzes genannten Krankheiten oder Zustände[1]) vorgekommen? (Welche und bei wem?)	(nichts bekannt) a II d 3 jähriges Kind gleiches Leiden
2. Sind in der Familie[2]) noch andere körperliche oder geistige Leiden oder Abnormitäten erblicher oder nichterblicher Natur vorgekommen? (z. B. Giftsüchtigkeit, Selbstmorde, Selbstmordversuche, auffallende Charaktere, verbrecherische oder asoziale Veranlagungen, Psychopathien, andere Geisteskrankheiten, Stoffwechselstörungen usw. (Welche und bei wem?)	nichts bekannt

[1]) Erbkrank (im folgenden abgekürzt: E.) im Sinne des Gesetzes ist, wer an einer der folgenden Krankheiten leidet: 1. Angeborenem Schwachsinn, 2. Schizophrenie, 3. Zirkulärem (manisch-depressivem) Irresein, 4. Erblicher Fallsucht, 5. Erblichem Veitstanz (Huntingtonsche Chorea), 6. Erblicher Blindheit, 7. Erblicher Taubheit, 8. Schwerer erblicher körperlicher Mißbildung. Ferner kann unfruchtbar gemacht werden, wer an schwerem Alkoholismus leidet.

[2]) Zur Familie gehören Eltern, Kinder, Geschwister, Halbgeschwister, Großeltern und sonstige Blutsverwandte.

5

II. Eigene Vorgeschichte des E.

1. Allgemeines a) Durchgemachte körperliche Krankheiten (Infektionskrankheiten, sonstige Allgemeinkrankheiten, Organkrankheiten, Unfälle usw.) ausschl. Nerven- und Geisteskrankheiten:	„Unterleibsbeschwerden"
b) Wie war die geistige Entwicklung des (der) E. (Schulleistungen bzw. -erfolge, Interesse an der Politik usw.)?	Volksschule [illegible]
c) Hat der (die) E. an Krämpfen gelitten? Welcher Art waren diese? Hat der (die) E. Krankheiten des Zentralnervensystems oder geistige Störungen durchgemacht? Welche? Wann?	nein
d) Angaben über das Sexualleben (bei Frauen außerdem über Regel- und Schwangerschaftsstörungen):	verheiratet seit 1930. Kinder: ein 3 jähr. Kind (Mädchen) [illegible] ein 6 jähr. Junge ist gesund. keine Fehlgeburten; [illegible] regelmäßig.
e) Wie war die soziale Entwicklung des (der) E. (Berufsausbildung, Erfolge bzw. Mißerfolge im Berufsleben)?	Weberin seit 12 Jahren
f) Ist der (die) E. mit dem Strafgesetz in Konflikt gekommen? Wann? Wodurch?	nein
g) Alkoholismus, Mißbrauch von Rauschgiften:	/
2. Entwicklung des Leidens, das Anlaß zum Antrag auf Unfruchtbarmachung gibt (erstes Auftreten, Verlauf usw.):	angeboren.
3. Bei welchen Ärzten und in welchen Anstalten war der (die) E. in Behandlung? (Möglichst genaue Anschriften):	Dr. [illegible] (Unterleib) Dr. Brückner [illegible] (Magen- u. Darmleiden) wegen [illegible] im [illegible] wegen „Unterleib" in [illegible] vor ca 6 Jahren
4. Können sonstige Personen über den (die) E. und seine Verwandten Auskunft geben? Welche? (Genaue Anschriften):	

III. Befund

1. Körperlicher Befund

a) Allgemeinzustand, Mißbildungen und Fehler des Knochensystems, Brustkorb, Wirbelsäule, Gliedmaßen und Allgemeinkrankheiten, Stoffwechselkrankheiten, Krankheiten des Blutes und der blutbildenden Organe, Haut, Drüsen: Größe: 157 cm Gewicht: 47 kg Bei Frauen: Menses i. Pr. regelmäßig	Mittelklein; mäßiger Ernährungszustand Hasenscharte (operiert) u. Wolfsrachen
b) Organbefund (Lunge, Herz, sonstige Eingeweide, Geschlechtsorgane, Schilddrüse): Puls: 88 Blutdruck: / Eiweiß: Harn: o.B. Zucker:	B.
c) Nervensystem: Hirnnerven (ausschl. Befunde am Auge und Ohr), Kopfperkussion, Druckpunkte am Kopfe, Zunge, Gaumensegel, Würgereflex, Geruch, Geschmack.	fehlt (Wolfsrachen)
Reflexe: Vasomotor. Nachröten, mechan. Muskelerregbarkeit, Radiusperiostreflex, Patellarreflex, Patellarclonus, Achillessehnenreflex, Dorsalclonus, Plantarreflex, Babinski, Oppenheim, Bauchreflexe, Kremasterreflex, Armbewegungen.	
Sensibilität: Berührungsempfindlichkeit, Lokalisation, Schmerzempfindlichkeit.	
Ataxie: Statischer Tremor, Händedruck, Zeigeversuch, Beinbewegungen, Gang, Romberg.	
Sonstige körperliche Zeichen einer Erkrankung des Z. N. S., Zungenbißnarben, Lähmungen, Tonus der Muskulatur, Speichelfluß, organische Sprachstörung usw., wenn nötig serologische Reaktion im Blut und Liquor.	o.B. näselnde Sprache infolge Gaumenspalte

d) Augen:

Bewegungen, Cornealreflex. Pupillen, Augenhintergrund. | o.B.

e) Ohren:

Spiegelbefund, Hörschärfe, Gleichgewichtsorgan. | o.B.

2. Psychischer Befund

1. Allgemeines Verhalten:

Zugänglich, freundlich, mißtrauisch, ablehnend. | o.B.

2. Stimmungs- und Affektlage:

Stumpf, gleichgültig, läppisch, traurig, ängstlich, ratlos, entschlußlos, heiter, albern, zornig, sexuell-zudringlich. | o.B.

3. Willenssphäre:

Hemmung, Sperrung, Stupor, Katalepsie, Befehlsautomatie, Negativismus, Nutismus, Erregung, Befehlsdrang, impulsive Handlungen, sinnlose Handlungen, Rededrang, Fortlaufen, Manieren, Stereotypien, Sprachmanieren, Grimassieren. | o.B.

4. Bewußtseinslage:

Auffassung, Besonnenheit, Aufmerksamkeit, Bewußtlosigkeit, Koma, Sopor, Somnolenz, Bewußtseinstrübungen, Desorientiertheit, Verwirrtheit, delirante Zustände, Dämmerzustände, Bewußtseinseinengung, Absenzen. | o.B.

5. Gedankenablauf:

Formale Störungen, Denkhemmung, Denksperrung, gemachte Gedanken, Gedankenentzug, Ideenflucht, Inkohärenz, Perseveration, Zerfahrenheit, Steifheit, inhaltliche Störungen, Sinnestäuschungen der verschiedenen Sinnesgebiete, Wahnideen (Größen-, Kleinheits-, Verfolgungs-, Versündigungswahn usw.), Zwangsvorstellungen (Phobien usw.). | o.B.

6. Sexuelle Perversionen: —

7. Anfälle:

Beginn, Häufigkeit, Dauer, motorisches Verhalten, Zungenbiß, Einnässen, Verletzungen im Anfall, Verhalten nach dem Anfall (Schlaf, Dämmerzustände usw.), petits maux. — kein

Bei Schwachsinnigen ist der Intelligenzprüfungsbogen auszufüllen (Anlage 5a). —

1. Diagnose: schwerer erbl. körperl. Mißbildung angeb. Hasenscharte u. Wolfsrachen

2. Begründung: Kein Anhaltspunkt f. erworb. Tochter Sonja (3 J. 3 Jahr alt) hat ebenfalls Hasenscharte u. Wolfsrachen

[illegible] fähig

Ort: Glauchau

Straße: Staatl. Gesundheitsamt

Staatliches Gesundheitsamt Glauchau
Dienstsiegel oder Stempel

Name: Dr. H. [illegible]

Amtsstellung: Hilfsarzt

Eg. 14/11. 36.
1) B892 an [illegible] — abges. 23/11. —
2) z. Sitzung.
[illegible]

Sitzung 7/12. 36 3⁰
B893 an d. Z. — abges. 23/11. —
[illegible]

61 XIII 586 /36. Z w i c k a u , den 7. Dezember 1936.

Nichtöffentliche Sitzung
des
Erbgesundheitsgerichts bei
dem Amtsgerichte Zwickau.

Gegenwärtig:

1.) Amtsgerichtsrat Dr. Schulze
als Vorsitzender,

2.) MedRat Dr. Simon in Zwickau,

3.) Dr.med. Kalle in Wilkau-Haßlau,

als Beisitzer und zwar zu 2)
als beamteter Arzt und zu 3)
als mit der Erbgesundheits-
lehre besonders vertrauter
approbierter Arzt.

Referendar Thormeyer
als Urkundsbeamter
der Geschäftsstelle.

In dem Verfahren

betreffend die Unfruchtbarmachung
der Hilde Zimmermann geb. Schilde
in Glauchau, Hohensteig 67
erscheint

<u>n i e m a n d .</u>

Es wird Bericht erstattet.

Hierauf wird nach mündlicher

Beratung der anliegende

B e s c h l u ß

gefaßt.

Dr. Schulze Thormeyer

8

61 XIII 586/36. **B e s c h l u ß.**

In der Erbgesundheitssache, betreffend die Hilda Z i m m e r m a n n geb. Wilde aus Glauchau, Erlensteig 67,

hat das Erbgesundheitsgericht bei dem Amtsgerichte Zwickau durch:

1.) Amtsgerichtsrat Dr.Schulze als Vorsitzenden,
2.) Reg.Med.Rat Dr. Simon in Zwickau als beamteten Arzt,
3.) Dr.med. Kalle in Wilkau-Haßlau als weiteren mit der Erbgesundheitslehre besonders vertrauten Arzt,

in der Sitzung vom 7. Dezember 1936 auf Grund mündlicher Beratung beschlossen:

Die am 6. September 1906 zu Höckendorf geborene Hilda Z i m m e r m a n n geb. Wilde aus Glauchau, Erlensteig 67,
ist unfruchtbar zu machen.
Die Kosten des gerichtlichen Verfahrens trägt die Staatskasse.

Gegen diesen Beschluß kann binnen einer Notfrist von 14 Tagen nach der Zustellung schriftlich oder zur Niederschrift der Geschäftsstelle des Erbgesundheitsgerichts oder des Erbgesundheitsobergerichts bei dem Oberlandesgerichte Dresden Beschwerde eingelegt werden.

G r ü n d e :

Frau Zimmermann hat am 8. November 1936 auf Grund des Reichsgesetzes zur Verhütung erbkranken Nachwuchses vom 14. Juli 1933 (RGBl. I S. 529) ihre Unfruchtbarmachung freiwillig beantragt (Bl. 1). Der Amtsarzt Reg.Med.Rat Dr.Schmidt in Glauchau hat ebenfalls die Unfruchtbarmachung von Frau Zimmermann beantragt (Bl.2).

Nach seinem Gutachten leidet Frau Zimmermann von Geburt an an einer Hasenscharte und einem Wolfsrachen, die als schwere erbliche körperliche Mißbildungen im Sinne von § 1 Abs. 2 Ziff. 8 des Gesetzes zur Verhütung erbkranken Nachwuchses bezeichnet werden.

Bei den Vorfahren oder anderen Verwandten von Frau

Zimmermann konnte der Amtsarzt zwar keine erbliche Belastung feststellen. Frau Zimmermann hat aber dieses Leiden bereits auf eines ihrer 2 Kinder vererbt, denn dieses trägt die gleichen Gebrechen. Dies beweist, daß es sich bei Frau Zimmermann um eine erbliche Mißbildung handelt, die auch mit Rücksicht auf die Art des Leidens und auf die große Gefahr der Vererbung auf Nachkommen als schwere Mißbildung anzusehen ist. Es ist ohne Zweifel mit großer Wahrscheinlichkeit zu erwarten, daß weitere Nachkommen von Frau Zimmermann an schwere körperlichen Erbschäden leiden werden.

Frau Zimmermann leidet daher an einer Erbkrankheit des § 1 Abs. 2 Ziff. 8 des Gesetzes zur Verhütung erbkranken Nachwuchses.

Hiernach und da auch die sonstigen Voraussetzungen des Gesetzes erfüllt sind, hat das Gericht antragsgemäß die Unfruchtbarmachung beschlossen.

Die Kostenentscheidung folgt aus § 13 Abs. 1 des Gesetzes.

Zuzustellen:
1.) d.Kranken,
2.) d.Amtsarzt Dr.Schmidt,Glauchau.
Wv. nach Rechtskraft.

30 DEZ 1936

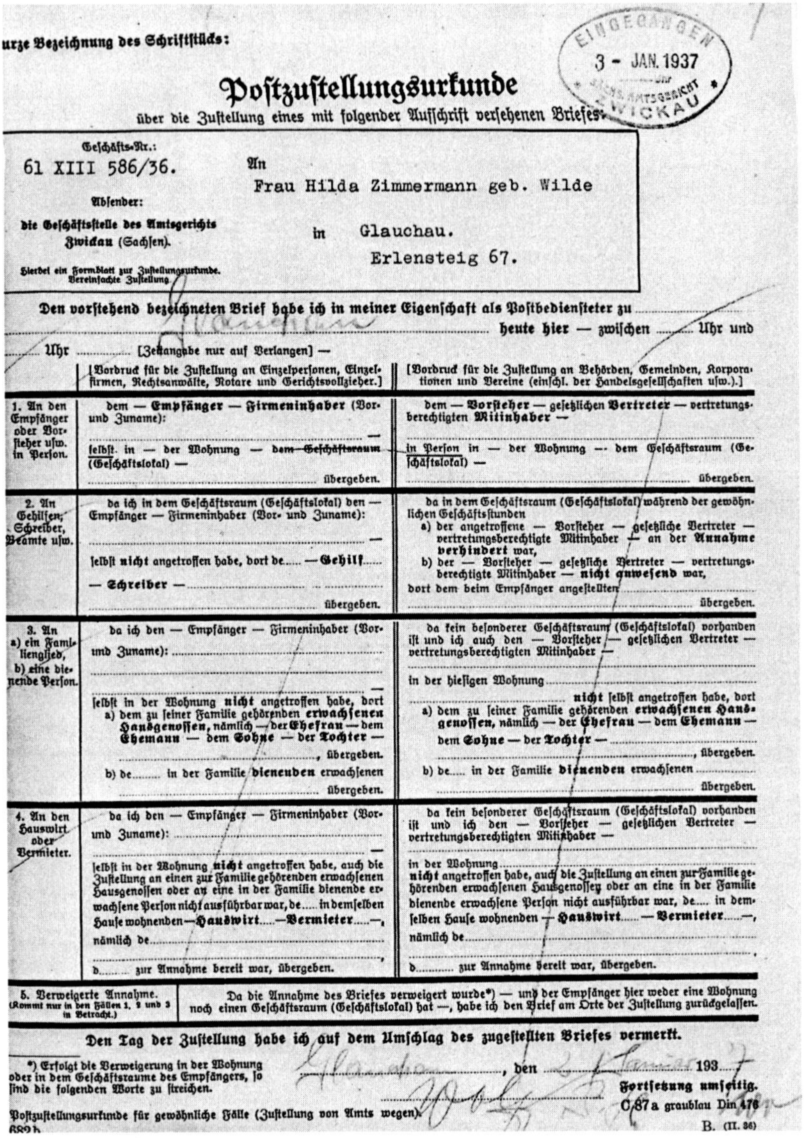

urze Bezeichnung des Schriftstücks:

EINGEGANGEN
3 - JAN. 1937
SÄCHS. AMTSGERICHT
ZWICKAU

Postzustellungsurkunde

über die Zustellung eines mit folgender Aufschrift versehenen Briefes:

Geschäfts-Nr.:
61 XIII 586/36.

Absender:
die Geschäftsstelle des Amtsgerichts
Zwickau (Sachsen).

Hierbei ein Formblatt zur Zustellungsurkunde.
Vereinfachte Zustellung.

An
Frau Hilda Zimmermann geb. Wilde
in Glauchau.
Erlensteig 67.

Den vorstehend bezeichneten Brief habe ich in meiner Eigenschaft als Postbediensteter zu .... Glauchau .... **heute hier — zwischen** .... **Uhr und** .... **Uhr** .... [Zeitangabe nur auf Verlangen] —

	[Vordruck für die Zustellung an Einzelpersonen, Einzelfirmen, Rechtsanwälte, Notare und Gerichtsvollzieher.]	[Vordruck für die Zustellung an Behörden, Gemeinden, Korporationen und Vereine (einschl. der Handelsgesellschaften usw.).]
1. An den Empfänger oder Vorsteher usw. in Person.	dem — **Empfänger** — **Firmeninhaber** (Vor- und Zuname): .... — selbst in — der Wohnung — ~~dem Geschäftsraum~~ (Geschäftslokal) — .... übergeben.	dem — **Vorsteher** — gesetzlichen **Vertreter** — vertretungsberechtigten **Mitinhaber** — .... in Person in — der Wohnung — dem Geschäftsraum (Geschäftslokal) — .... übergeben.
2. An Gehilfen, Schreiber, Beamte usw.	da ich in dem Geschäftsraum (Geschäftslokal) den — Empfänger — Firmeninhaber (Vor- und Zuname): .... — selbst **nicht** angetroffen habe, dort de...... — **Gehilf**...... — **Schreiber** — .... übergeben.	da in dem Geschäftsraum (Geschäftslokal) während der gewöhnlichen Geschäftsstunden a) der angetroffene — Vorsteher — gesetzliche Vertreter — vertretungsberechtigte Mitinhaber — an der **Annahme verhindert** war, b) der — Vorsteher — gesetzliche Vertreter — vertretungsberechtigte Mitinhaber — **nicht anwesend** war, dort dem beim Empfänger angestellten .... übergeben.
3. An a) ein Familienglied, b) eine dienende Person.	da ich den — Empfänger — Firmeninhaber (Vor- und Zuname): .... — selbst in der Wohnung **nicht** angetroffen habe, dort a) dem zu seiner Familie gehörenden **erwachsenen Hausgenossen**, nämlich — der **Ehefrau** — dem **Ehemann** — dem **Sohne** — der **Tochter** — ...., übergeben. b) de........ in der Familie **dienenden** erwachsenen .... übergeben.	da kein besonderer Geschäftsraum (Geschäftslokal) vorhanden ist und ich auch den — Vorsteher — gesetzlichen Vertreter — vertretungsberechtigten Mitinhaber — in der hiesigen Wohnung .... **nicht** selbst angetroffen habe, dort a) dem zu seiner Familie gehörenden **erwachsenen Hausgenossen**, nämlich — der **Ehefrau** — dem **Ehemann** — dem **Sohne** — der **Tochter** — ...., übergeben. b) de...... in der Familie **dienenden** erwachsenen .... übergeben.
4. An den Hauswirt oder Vermieter.	da ich den — Empfänger — Firmeninhaber (Vor- und Zuname): .... — selbst in der Wohnung **nicht** angetroffen habe, auch die Zustellung an einen zur Familie gehörenden erwachsenen Hausgenossen oder an eine in der Familie dienende erwachsene Person nicht ausführbar war, de...... in demselben Hause wohnenden — **Hauswirt**...... — **Vermieter**...... —, nämlich de .... d........ zur Annahme bereit war, übergeben.	da kein besonderer Geschäftsraum (Geschäftslokal) vorhanden ist und ich den — Vorsteher — gesetzlichen Vertreter — vertretungsberechtigten Mitinhaber — in der Wohnung .... **nicht** angetroffen habe, auch die Zustellung an einen zur Familie gehörenden Hausgenossen oder an eine in der Familie dienende erwachsene Person nicht ausführbar war, de...... in demselben Hause wohnenden — **Hauswirt**...... — **Vermieter**...... —, nämlich de .... d........ zur Annahme bereit war, übergeben.
5. Verweigerte Annahme. (Kommt nur in den Fällen 1, 2 und 3 in Betracht.)	Da die Annahme des Briefes verweigert wurde*) — und der Empfänger hier weder eine Wohnung noch einen Geschäftsraum (Geschäftslokal) hat —, habe ich den Brief am Orte der Zustellung zurückgelassen.	

Den Tag der Zustellung habe ich auf dem Umschlag des zugestellten Briefes vermerkt.

*) Erfolgt die Verweigerung in der Wohnung oder in dem Geschäftsraume des Empfängers, so sind die folgenden Worte zu streichen.

Glauchau ...., den 2. Januar 1937

Fortsetzung umseitig.

Postzustellungsurkunde für gewöhnliche Fälle (Zustellung von Amts wegen). 682 b.

C 87 a graublau Din 476

B. (II. 36)

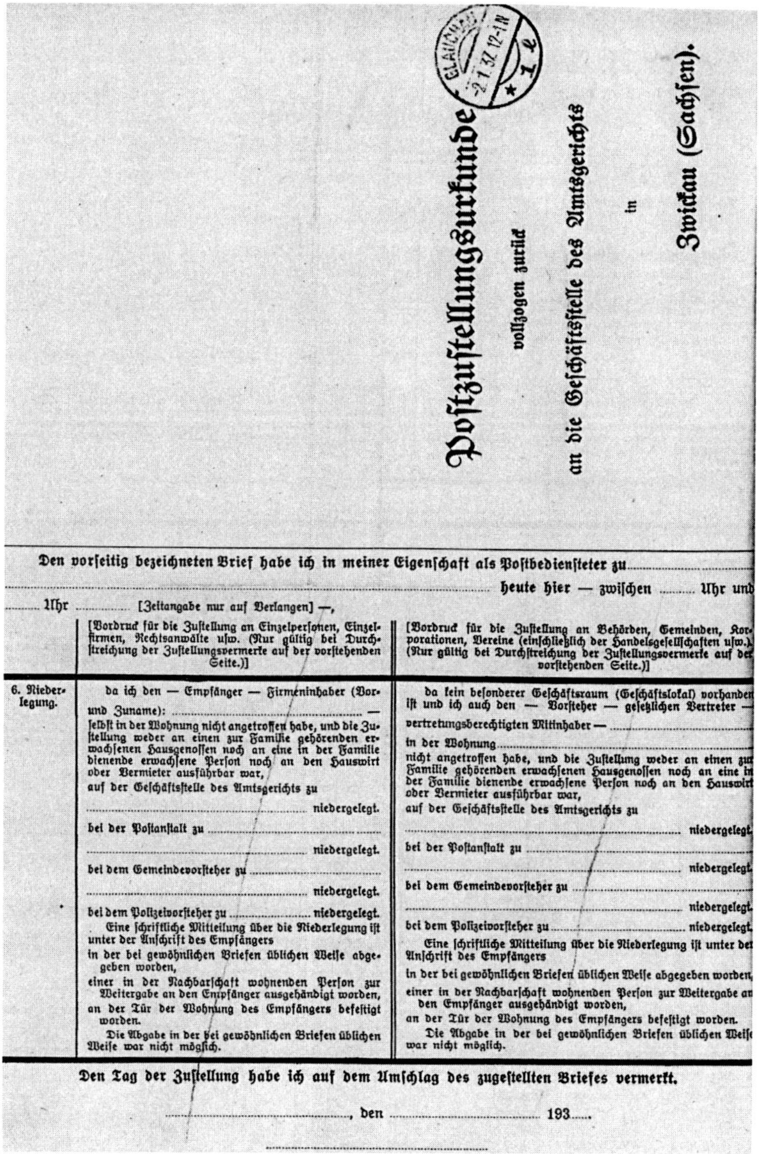

Postzustellungsurkunde

vollzogen zurück

an die Geschäftsstelle des Amtsgerichts

in

Zwickau (Sachsen).

Den vorseitig bezeichneten Brief habe ich in meiner Eigenschaft als Postbediensteter zu .... heute hier — zwischen .... Uhr und .... Uhr .... [Zeitangabe nur auf Verlangen] —,

	[Vordruck für die Zustellung an Einzelpersonen, Einzelfirmen, Rechtsanwälte usw. (Nur gültig bei Durchstreichung der Zustellungsvermerke auf der vorstehenden Seite.)]	[Vordruck für die Zustellung an Behörden, Gemeinden, Korporationen, Vereine (einschließlich der Handelsgesellschaften usw.). (Nur gültig bei Durchstreichung der Zustellungsvermerke auf der vorstehenden Seite.)]
6. Niederlegung.	da ich den — Empfänger — Firmeninhaber (Vor- und Zuname): .... — selbst in der Wohnung nicht angetroffen habe, und die Zustellung weder an einen zur Familie gehörenden erwachsenen Hausgenossen noch an eine in der Familie dienende erwachsene Person noch an den Hauswirt oder Vermieter ausführbar war, auf der Geschäftsstelle des Amtsgerichts zu .... niedergelegt. bei der Postanstalt zu .... niedergelegt. bei dem Gemeindevorsteher zu .... niedergelegt. bei dem Polizeivorsteher zu .... niedergelegt. Eine schriftliche Mitteilung über die Niederlegung ist unter der Anschrift des Empfängers in der bei gewöhnlichen Briefen üblichen Weise abgegeben worden, einer in der Nachbarschaft wohnenden Person zur Weitergabe an den Empfänger ausgehändigt worden, an der Tür der Wohnung des Empfängers befestigt worden. Die Abgabe in der bei gewöhnlichen Briefen üblichen Weise war nicht möglich.	da kein besonderer Geschäftsraum (Geschäftslokal) vorhanden ist und ich auch den — Vorsteher — gesetzlichen Vertreter — vertretungsberechtigten Mitinhaber — .... in der Wohnung .... nicht angetroffen habe, und die Zustellung weder an einen zur Familie gehörenden erwachsenen Hausgenossen noch an eine in der Familie dienende erwachsene Person noch an den Hauswirt oder Vermieter ausführbar war, auf der Geschäftsstelle des Amtsgerichts zu .... niedergelegt. bei der Postanstalt zu .... niedergelegt. bei dem Gemeindevorsteher zu .... niedergelegt. bei dem Polizeivorsteher zu .... niedergelegt. Eine schriftliche Mitteilung über die Niederlegung ist unter der Anschrift des Empfängers in der bei gewöhnlichen Briefen üblichen Weise abgegeben worden, einer in der Nachbarschaft wohnenden Person zur Weitergabe an den Empfänger ausgehändigt worden, an der Tür der Wohnung des Empfängers befestigt worden. Die Abgabe in der bei gewöhnlichen Briefen üblichen Weise war nicht möglich.

Den Tag der Zustellung habe ich auf dem Umschlag des zugestellten Briefes vermerkt.

........................, den .... 193.....

....

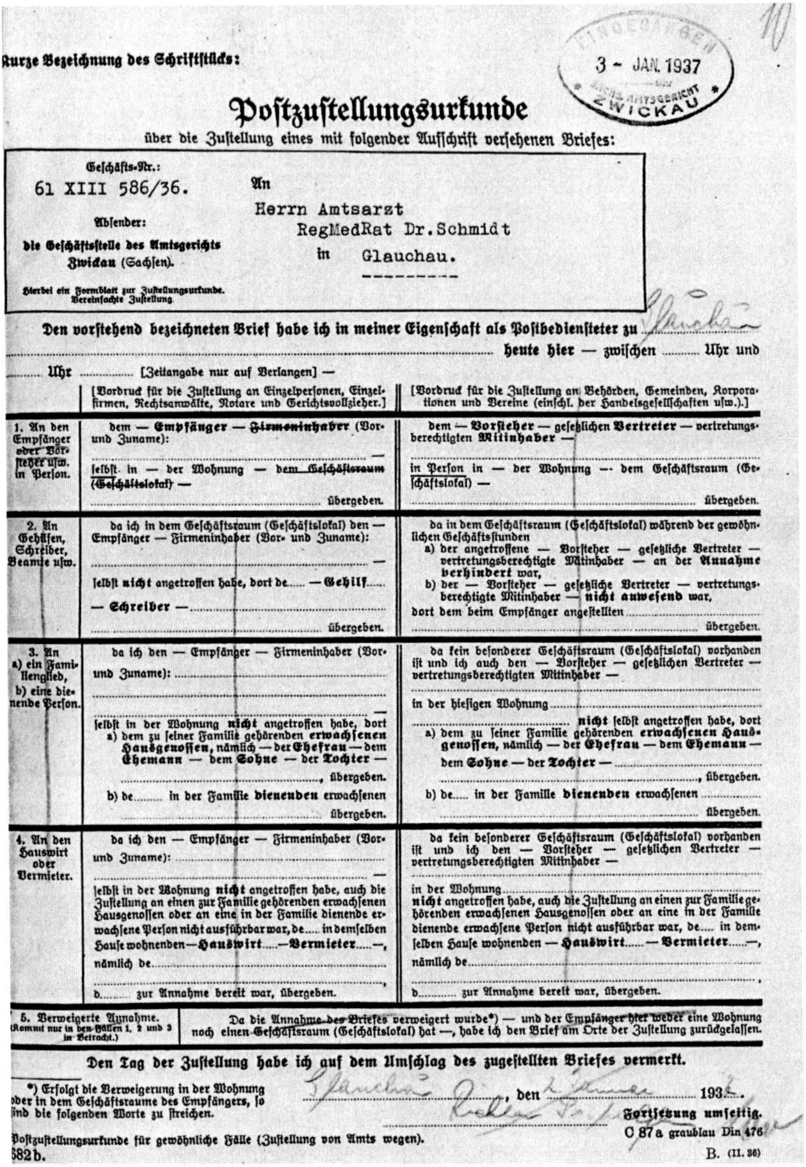

Kurze Bezeichnung des Schriftstücks:

EINGEGANGEN 3 - JAN. 1937 SÄCHS. AMTSGERICHT ZWICKAU

Postzustellungsurkunde

über die Zustellung eines mit folgender Aufschrift versehenen Briefes:

Geschäfts-Nr.:
61 XIII 586/36.

Absender:
die Geschäftsstelle des Amtsgerichts Zwickau (Sachsen).

Hierbei ein Formblatt zur Zustellungsurkunde.
Vereinfachte Zustellung.

An
Herrn Amtsarzt
RegMedRat Dr.Schmidt
in Glauchau.

Den vorstehend bezeichneten Brief habe ich in meiner Eigenschaft als Postbediensteter zu Glauchau .... heute hier — zwischen .... Uhr und .... Uhr .... [Zeitangabe nur auf Verlangen] —

	[Vordruck für die Zustellung an Einzelpersonen, Einzelfirmen, Rechtsanwälte, Notare und Gerichtsvollzieher.]	[Vordruck für die Zustellung an Behörden, Gemeinden, Korporationen und Vereine (einschl. der Handelsgesellschaften usw.).]
1. An den Empfänger ~~oder Vorsteher usw.~~ in Person.	dem — **Empfänger** — ~~**Firmeninhaber**~~ (Vor- und Zuname): .... — selbst in — der Wohnung — ~~dem Geschäftsraum (Geschäftslokal)~~ — .... übergeben.	dem — **Vorsteher** — gesetzlichen **Vertreter** — vertretungsberechtigten **Mitinhaber** — .... in Person in — der Wohnung — dem Geschäftsraum (Geschäftslokal) — .... übergeben.
2. An Gehilfen, Schreiber, Beamte usw.	da ich in dem Geschäftsraum (Geschäftslokal) den — Empfänger — Firmeninhaber (Vor- und Zuname): .... — selbst **nicht** angetroffen habe, dort de..... — **Gehilf**..... — **Schreiber** — .... übergeben.	da in dem Geschäftsraum (Geschäftslokal) während der gewöhnlichen Geschäftsstunden a) der angetroffene — Vorsteher — gesetzliche Vertreter — vertretungsberechtigte Mitinhaber — an der **Annahme verhindert** war, b) der — Vorsteher — gesetzliche Vertreter — vertretungsberechtigte Mitinhaber — **nicht anwesend** war, dort dem beim Empfänger angestellten .... übergeben.
3. An a) ein Familienglied, b) eine dienende Person.	da ich den — Empfänger — Firmeninhaber (Vor- und Zuname): .... — selbst in der Wohnung **nicht** angetroffen habe, dort a) dem zu seiner Familie gehörenden **erwachsenen Hausgenossen,** nämlich — der **Ehefrau** — dem **Ehemann** — dem **Sohne** — der **Tochter** — ...., übergeben. b) de........ in der Familie **dienenden** erwachsenen .... übergeben.	da kein besonderer Geschäftsraum (Geschäftslokal) vorhanden ist und ich auch den — Vorsteher — gesetzlichen Vertreter — vertretungsberechtigten Mitinhaber — .... in der hiesigen Wohnung .... **nicht** selbst angetroffen habe, dort a) dem zu seiner Familie gehörenden **erwachsenen Hausgenossen,** nämlich — der **Ehefrau** — dem **Ehemann** — dem **Sohne** — der **Tochter** — ...., übergeben. b) de..... in der Familie **dienenden** erwachsenen .... übergeben.
4. An den Hauswirt oder Vermieter.	da ich den — Empfänger — Firmeninhaber (Vor- und Zuname): .... — selbst in der Wohnung **nicht** angetroffen habe, auch die Zustellung an einen zur Familie gehörenden erwachsenen Hausgenossen oder an eine in der Familie dienende erwachsene Person nicht ausführbar war, de..... in demselben Hause wohnenden — **Hauswirt**..... — **Vermieter**..... —, nämlich de........, d........ zur Annahme bereit war, übergeben.	da kein besonderer Geschäftsraum (Geschäftslokal) vorhanden ist und ich den — Vorsteher — gesetzlichen Vertreter — vertretungsberechtigten Mitinhaber — .... in der Wohnung .... **nicht** angetroffen habe, auch die Zustellung an einen zur Familie gehörenden erwachsenen Hausgenossen oder an eine in der Familie dienende erwachsene Person nicht ausführbar war, de..... in demselben Hause wohnenden — **Hauswirt**..... — **Vermieter**..... —, nämlich de........, d........ zur Annahme bereit war, übergeben.
5. Verweigerte Annahme. (Kommt nur in ~~den Fällen~~ 1, 2 und 3 in Betracht.)	Da die Annahme ~~des Briefes~~ verweigert wurde*) — und der Empfänger ~~hier weder~~ eine Wohnung noch einen ~~Geschäftsraum~~ (Geschäftslokal) hat —, habe ich den Brief am Orte der Zustellung zurückgelassen.	

Den Tag der Zustellung habe ich auf dem Umschlag des zugestellten Briefes vermerkt.

*) Erfolgt die Verweigerung in der Wohnung oder in dem Geschäftsraume des Empfängers, so sind die folgenden Worte zu streichen.

Glauchau ...., den 2. Januar 193.7.

Fortsetzung umseitig.

C 87a graublau Din 476

Postzustellungsurkunde für gewöhnliche Fälle (Zustellung von Amts wegen).
682 b. B. (II. 36)

GLAUCHAU
-2.1.32.12-1 N
1 e

Postzustellungsurkunde

vollzogen zurück

an die Geschäftsstelle des Amtsgerichts

in

Zwickau (Sachsen).

Den vorseitig bezeichneten Brief habe ich in meiner Eigenschaft als Postbediensteter zu ....

.... heute hier — zwischen .... Uhr un

.... Uhr .... [Zeitangabe nur auf Verlangen] —,

	[Vordruck für die Zustellung an Einzelpersonen, Einzelfirmen, Rechtsanwälte usw. (Nur gültig bei Durchstreichung der Zustellungsvermerke auf der vorstehenden Seite.)]	[Vordruck für die Zustellung an Behörden, Gemeinden, Kor-porationen, Vereine (einschließlich der Handelsgesellschaften usw.) (Nur gültig bei Durchstreichung der Zustellungsvermerke auf de vorstehenden Seite.)]
6. Niederlegung.	da ich den — Empfänger — Firmeninhaber (Vor- und Zuname): .... — selbst in der Wohnung nicht angetroffen habe, und die Zustellung weder an einen zur Familie gehörenden erwachsenen Hausgenossen noch an eine in der Familie dienende erwachsene Person noch an den Hauswirt oder Vermieter ausführbar war, auf der Geschäftsstelle des Amtsgerichts zu .... niedergelegt. bei der Postanstalt zu .... niedergelegt. bei dem Gemeindevorsteher zu .... niedergelegt. bei dem Polizeivorsteher zu .... niedergelegt. Eine schriftliche Mitteilung über die Niederlegung ist unter der Anschrift des Empfängers in der bei gewöhnlichen Briefen üblichen Weise abgegeben worden, einer in der Nachbarschaft wohnenden Person zur Weitergabe an den Empfänger ausgehändigt worden, an der Tür der Wohnung des Empfängers befestigt worden. Die Abgabe in der bei gewöhnlichen Briefen üblichen Weise war nicht möglich.	da kein besonderer Geschäftsraum (Geschäftslokal) vorhande ist und ich auch den — Vorsteher — gesetzlichen Vertreter — vertretungsberechtigten Mitinhaber — .... in der Wohnung .... nicht angetroffen habe, und die Zustellung weder an einen zu Familie gehörenden erwachsenen Hausgenossen noch an eine i der Familie dienende erwachsene Person noch an den Hauswi oder Vermieter ausführbar war, auf der Geschäftsstelle des Amtsgerichts zu .... niedergeleg bei der Postanstalt zu .... niedergeleg bei dem Gemeindevorsteher zu .... niedergeleg bei dem Polizeivorsteher zu .... niedergeleg Eine schriftliche Mitteilung über die Niederlegung ist unter de Anschrift des Empfängers in der bei gewöhnlichen Briefen üblichen Weise abgegeben worde einer in der Nachbarschaft wohnenden Person zur Weitergabe a den Empfänger ausgehändigt worden, an der Tür der Wohnung des Empfängers befestigt worden. Die Abgabe in der bei gewöhnlichen Briefen üblichen Wei war nicht möglich.

Den Tag der Zustellung habe ich auf dem Umschlag des zugestellten Briefes vermerkt.

.........., den .... 193.....

taatliches Gesundheitsamt Glauchau, den 8.1.1937
Glauchau.

15 N II/ 389

: 61 XIII 586/36

EINGEGANGEN -9. JAN 1937 Sächs. Amtsgericht Zwickau

An das

Erbgesundheitsgericht
bei dem Amtsgericht
in

Z w i c k a u .

Gegen den Beschluß vom 7.12.1936, betr. Unfruchtbar-
achung der am 6.9.1906 in Höckendorf geborene(n)
immermann Hilda geb. Wilde, wohnhaft Glauchau, Erlensteig 67
rhebe ich keinen Einspruch.

D e r A m t s a r z t

Reg.-Med.-Rat

Kr. v. – 3. MRZ. 1937

Abgabe an staatl. Gesundheitsamt Glauchau.
Beschl. Abschr. zurückbehalten.

12

61 XIII 586/36. Zwickau, den 20. Januar 1937.

An

die Geschäftsstelle des Erbgesundheitsobergerichts
bei dem Oberlandesgericht
in
Dresden

Eingegangen 22. JAN. 1937 Oberlandesgericht Dresden

mit der Bitte um Ausstellung eines Zwischenzeugnisses, daß gegen den hiesigen Beschluß vom 7.12.1936 über die angeordnete Unfruchtbarmachung der am 6. September 1906 geborenen Gilda Zimmermann geb. Wilda in Glauchau, eine Rechtsmittelschrift dort nicht eingereicht worden ist.

Die ~~Geschäftsstelle~~ Geschäftsstelle des Erbgesundheitsgerichts
~~bei dem~~ Amtsgerichte Zwickau.
[illegible]

An

die Geschäftsstelle des Erbgesundheitsgerichts
bei dem Amtsgerichte
in
Zwickau

zurück.

Gegen vorstehend erwähnten Beschluß ist bis zur Ausstellung des gegenwärtigen Zeugnisses eine Beschwerdeschrift bei dem Erbgesundheitsobergerichte nicht eingereicht worden.

Dresden, am 22. Januar 1937

Der Urkundsbeamte der Geschäftsstelle des Erbgesundheitsobergerichts bei dem Oberlandesgerichte Dresden.
[illegible]

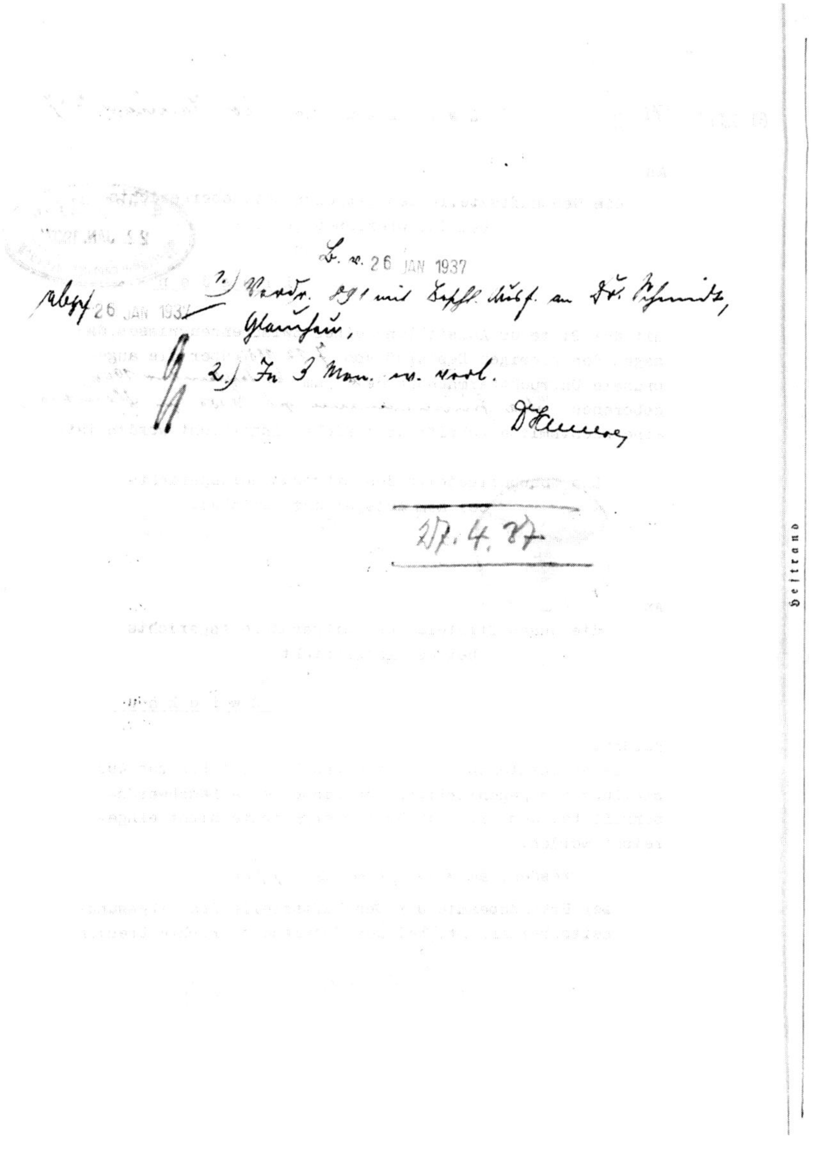
26 JAN 1937
26 JAN 1937
Heftrand

Anlage 6

Ärztlicher Bericht

(gem. § 11 Abs. 2 des Gesetzes zur Verhütung erbkranken Nachwuchses vom 14. Juli 1933, Reichsgesetzbl. I S. 529).

~~Der~~*) / Die an erblicher Missbildung(Wolfsrachen) leidende

Hilda Zimmermann geb. Wilde (Vorname) (Zuname, bei Frauen auch Mädchenname), 6.9.1906 (Geburtstag, -monat, -jahr) Höckendorf (Geburtsort)

aus Glauchau, Erlensteig 67 (Wohnort und Wohnung)

ist auf Grund der Entscheidung des Erbgesundheitsgerichts*) / ~~Erbgesundheitsobergerichts~~ in Zwickau vom 7. XII 1936

Aktenzeichen: 61 XIII 586/36 am 17.2.37 19..... von mir unfruchtbar gemacht worden.

Art der Unfruchtbarmachung: Bei dem Eingriff wurden die ~~Samenleiter~~*) / Eileiter durch Leibschnitt die Eileiter durchtrennt und ihre uterinen Stümpfe keilförmig excidiert.

Der Eingriff verlief regelrecht*) / ~~insofern nicht regelrecht~~, als: ....

Die Wunde heilte in 12 Tagen ~~mit~~*) / ohne Nebenerscheinungen: ....

~~Der~~*) / Die Operierte wurde am 2.3.37 19..... als geheilt entlassen (vgl. hierzu Art. 8 (2) der Ausf.-VO. v. 25. Februar 1935, Reichsgesetzbl. I S. 289).

Ferner ist am .... 19..... die Schwangerschaft unterbrochen worden

mit Einwilligung des*) / der ....

Art des Eingriffs: ....

Länge der Frucht ..... cm. Besonderheiten an der Frucht (Mißbildungen): ....

.... Geschlecht der Frucht: ....

Sonstige Bemerkungen (Zwillinge): ....

Die Operierte wurde am .... 19..... als geheilt entlassen.

Ort Glauchau, den 2.3.37 19.....

Anstalt (Stempel).

Geburtshilfl.-gynaekol. Abteilung des Stadtkrankenhauses Glauchau

.... Unterschrift des Arztes. (Deutliche Schrift)

~~An den Herrn Amtsarzt in~~*) / An die Geschäftsstelle des Erbgesundheitsgerichts in*) Zwickau

EINGEGANGEN – 3. MRZ 1937 ... ZWICKAU

*) Nichtzutreffendes ist zu durchstreichen.

Vordruck Nr. 86.
Verlag Buchdruckerei der Wilhelm und Bertha v. Baensch Stiftung. Dresden A 1, Bankstraße 3. (X. 36. 10000.)

Anlage 6

Ärztlicher Bericht

(gem. § 11 Abs. 2 des Gesetzes zur Verhütung erbkranken Nachwuchses vom 14. Juli 1933, Reichsgesetzbl. I S. 529).

~~Der~~*) / Die an erblicher schwerer körperlicher Missbildung(Wolfsrachen) leidende

Hilda Zimmermann geb.Wilde, 6.9.1906, Höckendorf
(Vorname) (Zuname, bei Frauen auch Mädchenname) (Geburtstag, -monat, -jahr) (Geburtsort)

aus Glauchau,Eulensteig 67
(Wohnort und Wohnung)

ist auf Grund der Entscheidung des Erbgesundheitsgerichts*) / ~~Erbgesundheitsobergerichts~~ in Zwickau vom 7.XII.1936,

Aktenzeichen: 61 XIII 586/36 am 17.2.37 19..... von mir unfruchtbar gemacht worden.

Art der Unfruchtbarmachung: Bei dem Eingriff wurden die ~~Samenleiter~~*) / Eileiter durch Keilschnitt die Eileiter durchtrennt und ihre uterinen Stümpfe keilförmig excidiert.

Der Eingriff verlief ~~regelrecht~~*) / ~~insofern nicht regelrecht, als~~: regelrecht.

Die Wunde heilte in 12 Tagen ~~mit~~*) / ohne Nebenerscheinungen: ....

~~Der~~*) / Die Operierte wurde am 2.3.37 19..... als geheilt entlassen (vgl. hierzu Art. 8 (2) der Ausf.-VO. v. 25. Februar 1935, Reichsgesetzbl. I S. 289).

~~Ferner ist am .... 19..... die Schwangerschaft unterbrochen worden~~

~~mit Einwilligung des*) / der ....~~

~~Art des Eingriffs: ....~~

~~Länge der Frucht ..... cm. Besonderheiten an der Frucht (Mißbildungen): ....~~

~~.......... Geschlecht der Frucht: ....~~

~~Sonstige Bemerkungen (Zwillinge): ....~~

~~Die Operierte wurde am .... 19..... als geheilt entlassen.~~

Ort Glauchau, den 2.3.37 19.....

Geburtshilfl.-gynaekol.
Abteilung
Anstalt (Stempel) des Stadtkrankenhauses Glauchau

An den Herrn Amtsarzt in*) / ~~An die Geschäftsstelle des Erbgesundheitsgerichts in~~*) Glauchau

Unterschrift des Arztes. (Deutsche Schrift)

Karteikarte nachgetr.

Staatliches Gesundheitsamt
Glauchau
am: 2. März 1937
J. 2682 Nr. 20

*) Nichtzutreffendes ist zu durchstreichen.

Vordruck Nr. 86.
Verlag Buchdruckerei der Wilhelm und Bertha v. Baensch Stiftung, Dresden A 1, Bankstraße 3. (X. 35. 10000.)

Quellen- und Literaturverzeichnis

Quellenverzeichnis

Ungedruckte Quellen

Bundesarchiv (BArch)

BArch, B 162/193.

Sächsisches Staatsarchiv/Staatsarchiv Chemnitz

30145, Amtsgericht Zwickau Nr. 5357.

61 XIII 586/36.

Gedruckte Quellen

Deutsches Reichsgesetzblatt (RGBl), 1933.

Deutsches Reichsgesetzblatt (RGBl) I, S. 529.

Dissertationen

Eickhoff, Albert: „Die Geschichte der Erkenntnis und der Operation der Hasenscharte“. Diss., Düsseldorf 1936, Staatsbibliothek Berlin, Unter den Linden, Diss. 1936 – 2172

Kahle, Otto: „Beitrag zur Therapie der Lippen-Gaumenspalten“. Diss., Würzburg 1936, Staatsbibliothek Berlin, Unter den Linden, Diss. 1936 – 9752

Kamerling, Hilde: „Über die Gaumenspalte“. Diss., Berlin 1936, Staatsbibliothek Berlin, Unter den Linden, Diss. 1937 – 355

KREBS, Heinz: „Untersuchung zur Vererbung der Lippen-Kiefer-Gaumenspalte in 143 Sippschaften". Diss. Jena, Berlin 1940

LIEBMANN, Gerhard: „Erstergebnisse einer Reihe von Gaumenspalt-Operationen nach Axhausen". Diss., Göttingen 1938, Staatsbibliothek Berlin, Unter den Linden, Diss. 1938, ohne Archivnummer

PIPPIG, Karl: „Die Gaumenspaltenoperationen und Darstellung eines nach der Methode Rosenthal operierten Falles". Diss. Erlangen 1937, Staatsbibliothek Berlin, Unter den Linden, Diss. 1937 – 2706

PLOETZ, Alfred: Die Tüchtigkeit unserer Rasse und der Schutz der Schwachen. 1895

REUTER, Fritz: Aufartung durch Ausmerzung. Verlag Reimar Hobbing GmbH Berlin, 1936

SCHMIERER, Otto: Sünde am Volk. Verlag der Hohenloheschen Buchhandlung Ferdinand Rau, Oehringen, 1934

SCHMIDT, Friedrich Wilhelm: Sterilisation und Euthanasie, Verlag C. Bertelsmann, Gütersloh, 1933

SPECHT, Fritz: „Politische Hochschule!", Erlanger Universitätsreden 19, Verlag von Palm und Enke, Erlangen 1935

STAEMMLER, Martin: Die Auslese im Erbstrom des Volkes. Zentralverlag der NSDAP, Berlin 1939

STAEMMLER, Martin: „Deutsche Rassenpflege". In: Tornisterzeitschrift des Oberkommandos der Wehrmacht. Abt. Inland, Staatsbibliothek Berlin, Unter den Linden, Krieg 1939, 1023a – 29

TAMS, Klaudius: „Lippen-Kiefer-Gaumenspalte. Therapie und Ergebnisse". Diss., Hamburg 1938, Staatsbibliothek Berlin, Unter den Linden, Diss. 1938, Abdruck in Dtsch. zahnärztl. Wschr. 42, H. 29, S. 672 (1939)

UNGER, Hellmuth: Vom Siegeszug der Heilkunde. München 1936

WISSMANN, Artur: „Ueber die Sterilisierung Minderwertiger in Deutschland". Diss. Gießen 1932

LITERATURVERZEICHNIS

BECKER, Stefanie/Studt, Christoph (Hrsg.): „Und sie werden nicht mehr frei sein ihr ganzes Leben" – Funktion und Stellenwert der NSDAP, ihrer Gliederungen und angeschlossenen Verbände im Dritten Reich. Schriftenreihe der Forschungsgemeinschaft 20. Juli 1944 e. V., Band 16. Berlin 2012

BINDING, Karl/Hoche, Alfred: Die Freigabe der Vernichtung lebensunwerten Lebens. Ihr Maß und ihre Form. Berlin 1920

BRITTEN, Helga: „Beitrag zur Kenntnis der Vererbung von Hasenscharten und anderen Mißbildungen anhand zweier Sippentafeln". Diss. Göttingen 1941

BUCHHOLZ, Gustav: „Über die begleitenden Mißbildungen bei Hasenscharten und Gaumenspalten". Diss., Würzburg 1936

BURCHHARDT, Walter: „Erblehre und Zahnheilkunde". Diss. Köln 1935

BRUCHHAUSEN, Walter/Schott, Heinz: Geschichte, Theorie und Ethik der Medizin. Stuttgart 2008

DIE ZAHNARZTWOCHE (DZW) 31–32/12, S. 5: Neue Gen-Orte für die Lippen-Kiefer-Gaumenspalte (2012)

DIE ZAHNARZTWOCHE (DZW) 42/12, S. 1 und 4: Genetischer Einfluss auf Lippen-Kiefer-Gaumenspalte größer als vermutet (2012)

DÖRNER, Bernward: Heimtücke. Das Gesetz als Waffe. Paderborn 1998

EICKHOFF, Albert: „Die Geschichte der Erkenntnis und der Operation der Hasenscharte". Diss. Düsseldorf 1936

FESTSCHRIFT Hermann Euler zum 60. Geburtstag am 13. Mai 1938, Sammlung Meusser, Heft 33, Leipzig 1938

GÜTT, Arthur/Rüdin, Ernst/Ruttke, Falk: Zur Verhütung erbkranken Nachwuchses. München 1934

HABERMAS, Jürgen: Zwischen Naturalismus und Religion. Berlin 2005

HEINRICH, Erich/Ottow, Eugen: Deutsches Zahnärzte-Buch. Berlin 1938

HOFFMANN, Walter: „Über die Beteiligung der Schleimhaut an der Hauttuberkulose". Med. Dissertationen 1931/Band 5, Hi-Kou, Ja 3380 (US 32381)

KAHLE, Otto: „Beitrag zur Therapie der Lippen-Gaumenspalten". Diss. Würzburg 1936

KAMERLING, Hilde: „Über die Gaumenspalte". Diss. Berlin 1936

KATER, Michael H.: Ärzte als Hitlers Helfer. Hamburg/Wien 2000

KÄPPEL, Elise: „Über die Erblichkeit der Lippen- und Gaumenspalten unter Berücksichtigung des Materials der Jahrgänge 1924–1934 aus der Chir. Univ. Klinik Greifswald". Diss. Greifswald 1937

KIRCHHOFF, Wolfgang/Heidel, Caris-Petra: „... total fertig mit dem Nationalsozialismus?" – Die unendliche Geschichte der Zahnmedizin im Nationalsozialismus. Frankfurt am Main 2016

KLEE, Ernst: Auschwitz, die NS-Medizin und ihre Opfer. Frankfurt am Main 2001

KLEE, Ernst: Das Personenlexikon zum Dritten Reich. Frankfurt am Main 2013

KLEMPERER, Victor: Ich will Zeugnis ablegen bis zum letzten. Tagebücher 1933–1945. Berlin 1996

KLEMPERER, Victor: LTI – Notizbuch eines Philologen. Leipzig 1947

KLUSSMANN et al.: „The A-kinase anchoring protein GSKIP regulates GSK3ß activity and controls palatal shelf fusion in mice". Online im Journal of Biological Chemistry. DOI: 10.1074/jbc.M115.701177. In: Zahnärztliche Mitteilungen (ZM), 01.01.2016, Nr. 1, S. 13, Deutscher Ärzteverlag GmbH, Köln 2016

KREBS, Helmuth: „Untersuchungen zur Vererbung der Lippen-Kiefer-Gaumenspalte in 143 Sippschaften". Diss. Berlin, Jena 1940

LANGE, Max: Erbbiologie der angeborenen Körperfehler. Stuttgart 1935

LIEBMANN, Gerhard: „Erstergebnisse einer Reihe von Gaumenspalt-Operationen nach Axhausen". Diss., Göttingen 1938

LINDEMANN, August/Lange, Georg/Frenzel, Hermann: Chirurgie des Gesichts, der Mundhöhle und der Luftwege. Berlin/Wien 1941

LUDWIG/Mangold/Herms et al.: „Genome-wide meta analyses of nonsyndromic cleft lip with or without cleft palate identify six new risk loci". In: nature Genetics, doi:10.1038/ng.2360, http://www.nature.com/ng/journal/v44/n9/full/ng.2360.html [eingesehen am 25.06.2016]

LUXENBURGER, Hans: „Definition einiger erbbiologischer Begriffe". In: Medizinische Welt 13, Heft 12 (1939)

MENGELE, Josef: „Sippenuntersuchungen bei Lippen-Kiefer-Gaumenspalte". Diss., Frankfurt am Main 1938

MUISSUS, Günter: „Über doppelseitige Lippen-Kiefer-Gaumenspalten". Diss., Hamburg 1966

NIEDERMEYER, Martin: „Über die Erblichkeit der Gaumen- und Lippenspalten". Diss., München 1938

ORATOR, Victor: Spezielle Chirurgie. 1. Teil, Leipzig 1942

PAPROTKA, Stefan: „Walter Hoffmann Axthelm: Vom NSKK-Standartenzahnarzt zum Medizinhistoriker". Veröffentlicht im Rahmen eines Vortrags am 12.11.2016 in Frankfurt am Main

PIPPIG, Karl: „Die Gaumenspaltenoperationen und Darstellung eines nach der Methode Rosenthal operierten Falles". Diss., Erlangen 1936

PSCHYREMBEL: Klinisches Wörterbuch, 61.–84. Auflage, Berlin 1944

PSCHYREMBEL: Klinisches Wörterbuch, 266. Auflage, Berlin 2014

REUTER, Fritz: Aufartung durch Ausmerzung. Berlin 1936

RIEMER, Silke-Katharina: „Karl Schuchardt – Leben und Werk". Diss., Hamburg 2001

ROSENHAGEN, Richard: „Körperliche Erbkrankheiten. Ihre Pathologie und Differentialdiagnose". In: Zahnärztl. Rdsch. 52, H. 2, 1940

SCHMIDT, Friedrich Wilhelm: Sterilisation und Euthanasie. Gütersloh 1933

SCHMIERER, Otto: Sünde am Volk. Oehringen 1934

SCHUCHARDT, Karl: „Ein Streifzug durch die Kieferchirurgie". In: Deutsche Zahnärztliche Wochenzeitschrift, Heft 29, Ausgabe vom 21.07.1939, 42. Jahrgang, München, S. 667

SPECHT, Fritz: „Politische Hochschule!" Erlanger Universitätsreden 19, Erlangen 1935

SPIESSL, B.: „Häufigkeit der Lippen-Kiefer-Gaumenspalten". In: Allgöwer, M.: Allgemeine und Spezielle Chirurgie. Berlin/Heidelberg 1971

STAEMMLER, Martin: „Deutsche Rassenpflege". In: Tornisterschrift 1941

STAEMMLER, Martin: Die Auslese im Erbstrom des Volkes. Zentralverlag der NSDAP, Berlin 1939

STEINAU, Hans Ulrich/Bauert, Hartwig (Hrsg.): Deutsche Gesellschaft für Chirurgie 1933–1945. Heidelberg 2011

TAMS, Klaus: „Lippen-Kiefer-Gaumenspalten. Therapie und Ergebnisse". Diss., Hamburg 1938

TOELLNER, Richard: Ärzte im Dritten Reich. Medico International, Frankfurt 1989

THIEME, Volker: „Gedemütigt, entwürdigt, verstümmelt: die ‚rassenhygienische Ausmerze' der Lippen-Kiefer-Gaumen-Spalten. Studie zur Situation der Betroffenen und zur Position der Ärzte im Dritten Reich". In: Der MKG-Chirurg, Heft 1/2012, Heidelberg

UNGER, Hellmuth: Vom Siegeszug der Heilkunde. Großtaten der Medizin. München 1936

VOSWINCKEL, Peter (Hrsg.): Biographisches Lexikon der hervorragenden Ärzte der letzten 50 Jahre. Bd. 3, Nachträge und Ergänzungen. Hildesheim 2002

WASSMUND, Martin: „Ist eine Gaumenspalte erblich, und wie sind ihre Operationsaussichten?". In: Fachblatt Med. Welt 17, Heft 38/39 (1943), S. 682

WASSMUND, Martin: Lehrbuch der praktischen Chirurgie des Mundes und der Kiefer. Band 2, Kapitel 9: Die Sterilisation der Spaltbildungen. Leipzig 1939, Seite 267–273

WILHELMS, Walter: „Über die erbbiologische Bedeutung der Lippen-Kiefer-Gaumenspalte". Diss., Leipzig 1938

WIESSMANN, Artur: „Über die Sterilisierung Minderwertiger in Deutschland". Diss., Gießen 1932

WITTEMANN, Jakob: „Chirurgische Mißbildungen und ihre Bedeutung für das Gesetz zur Verhütung erbkranken Nachwuchses". Diss., Frankfurt am Main 1938

ZAHNÄRZTLICHE MITTEILUNGEN (ZM), 01.01.2016, Nr. 1, S. 13

ZIEL UND WEG/Gesundheitsführung, Jahrgang 1939/1940, Zentralblatt für die gesamte Zahn-, Mund- und Kieferheilkunde, Bd. 3, H. 4 (1938) und (1940), Bd. 5, H. 3 u. 4 (1940)

Internetquellenverzeichnis

http://www.aerzteblatt.de
http://www.icd-code.de [eingesehen am 25.06.2016]
http://www.nature.com [eingesehen am 25.06.2016]